지방의 진실
케톤의 발견

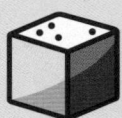

KETONE TAI GA JINRUI WO SUKUU
TŌSHITSU SEIGEN DE NAZE KENKŌNI NARU NOKA
by Tetsuo Muneta

Copyright © Tetsuo Muneta, 2015

All rights reserved.

Original Japanese edition published by Kobunsha Co., Ltd.

Korean Translation Copyright © Minumin 2017

This Korean edition is published by arrangement with
Kobunsha Co., Ltd. through Imprima Korea Agency.

이 책의 한국어 판 저작권은 임프리마 코리아 에이전시를 통해
Kobunsha Co., Ltd.와 독점 계약한 ㈜민음인에 있습니다.
저작권법에 의해 한국 내에서 보호를 받는 저작물이므로 무단 전재와 무단 복제를 금합니다.

지방의 진실 케톤의 발견

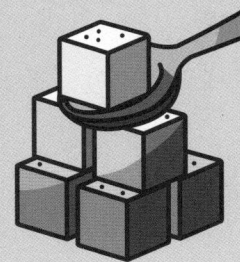

무네타 의사의
당질 제한 건강법

무네타 테츠오
양준상 옮김

저자 서문

케톤체로 현대인의 질병을 해결하자

 나는 산부인과 전문의로, 지금까지 혈당 관리로 고생하는 임산부들을 많이 만나 왔다. 동시에 전문 분야는 아니지만, 당뇨병이 악화되어 신체 기능을 잃어버린 환자 역시 많이 봐 왔다. 식사 제한으로 고생하는 사람, 인공투석으로 무력해진 사람, 시력을 잃은 사람, 발을 절단한 사람……. 이는 실로 무시무시한 일이다.

 8년 전 나 역시 당뇨병으로 고통받은 경험이 있다. 하지만 지금은 당뇨병으로 고생하는 사람들을 구할 수 있다는 믿음이 있다. 당질을 제한하는 치료법을 알고 있기 때문이다. 그러나 이 치료법은 학회와 의학계에서 홀대받았다. 나는 당질 제한을 권하는 의사는 학계의 비난과 공격의 대상이 된다는 것을 몸소 경험했다.

 이 책을 쓰게 된 이유는 두 가지 때문이다.

 첫 번째 이유는 당뇨병으로 고생하는 임산부와 태아를 구하고 싶은 절실한 마음 때문이다. 당뇨병 환자가 아기를 가지면 중증 당뇨병인 경우 관리가 어렵고, 태어나는 아기에게 기형이나 장애가 생길 가능성이 있기 때문에 산모는 의사로부터 임신의 지속과 출산을 포기해야 한다는 슬픈 이야기를 듣기도 한다. 그 소리에 충격을 받고 더 이상 산부인과에 내원하지 않게 된 사례는 본문 중에도 등장한다.

중증 당뇨병 환자가 임신한 경우 병원에서는 대개 아기를 포기해야 한다고 말하지만, 결론적으로 말하면 그럴 필요가 없다. 당분 섭취를 끊고 무사히 출산하는 임산부가 속출하기 때문이다. 단백질과 지방이 중심이 된 식사로 바꾸어 포도당을 쓰는 대사에서 케톤체를 사용하는 대사로 전환하면 몸 상태가 극적으로 개선된다. 몸에 해롭다고 알려져 온 케톤체 대사는 임신 및 출산 전 과정에 걸쳐 임산부와 아기 모두에게 아무런 문제가 되지 않는다.

임신 중에만 당뇨병 증상을 보이는 '임신성 당뇨병'으로 고생하는 임산부가 많다. 오늘날의 치료와 영양 관리법은 임신성 당뇨병 환자들에게 적절하지 않고 오히려 더 괴롭히기도 한다. 이 역시 당분을 제한하고 혈당을 관리하면 쉽고 안전하게 출산을 할 수 있다.(우리 병원을 비롯한 당질 제한을 지도하는 몇몇 의원에서만 가능한 이야기며, 다른 의사들은 실천하고 있지 않다.)

더 늦기 전에 당뇨병 임산부와 임신성 당뇨병 임산부를 고통에서 구해야겠다는 절실한 생각이 이 책을 쓰게 만들었다.

두 번째 이유는 당질 제한을 시도해 보려 하지만 주변 사람들로부터 위험하다는 설명을 듣고 망설이고 있는 사람들에게 새로운 희망을 전달하고 싶기 때문이다. 당질 제한 접근법은 결코 위험한 것이 아니다. 당분을 제한할 때 생기는 '케톤체 대사' 상태야말로 인체 본연에 가장 적합한 방식임을 강조하고 싶다.

이런 사실을 내게 가르쳐 준 이들은 다름 아닌 태아와 신생아, 임산부였다. 이 연구를 통해 나는 '태아나 신생아, 임산부의 혈액에 케톤체가 굉장히 높다.'는 사실을 밝혀냈다. 실제로 다수의 태아와 신생아, 임산부의 혈액을 측정하여 국내 학회에서 발표를 마쳤으며, 해외 발표도 준비 중에 있다. 이는 세계적 수준의 발견이라 할 수 있다.

이렇게 설명해도 대부분의 경우 '케톤체'에 대해 잘 알지 못하기 때문에 무엇을 의미하는지 감이 오지 않을 줄로 안다.

케톤체는 당분을 섭취하지 않을 때 지방을 분해해 영양분으로 사용하는 대사로 생성되는 물질이다. 혈액 중에 케톤체가 높게 나타나는 '고케톤 상태'는 태어나는 아기, 임산부 그 외 모든 사람에게 굉장히 위험한 상태로 알려져 왔다. 고케톤 상태가 지속되면 태아의 지적 발달이 지연된다는 주장 역시 있어 왔다. 그러나 배 속의 태아는 산모의 당질 제한 유무와 상관없이 높은 혈중 케톤체 농도를 보인다. 이제 막 태어난 아기와 생후 여러 주가 지난 아기 역시 마찬가지다. 이는 태아와 아기 모두 '포도당'이 아닌 '지방(케톤체)'을 사용하여 대사하고 있다는 것을 뜻한다.

이는 무엇을 의미할까?

나는 케톤체가 인간 본연의 대사라 생각한다. 포도당이나 탄수화물에 의존하는 현대인들의 식생활을 되짚어 보고 지금까지의 영양 상식을 재검토한다면 더 많은 사람들이 건강을 증진시킬 수 있는 계기가 될 것이다.

최근에서야 케톤체를 둘러싼 여러 가지 사실들이 밝혀지고 있다. 케톤체는 소아 간질 치료를 시작으로 소아 식욕 부진이나 아토피 등의 치료에 관여하고 있으며 건망증, 치매, 치주 질환, 저혈당증 치료나 노화 방지에 도움을 주고 있다. 최근에는 암 치료에도 적용되기 시작했다.

지금까지 케톤체는 사람들에게 그다지 주목받지 못했다. 그러나 '케톤체로 살아가는 것'은 현대에 발생한 많은 질환에 대항하는 강력한 무기가 될 것이라 믿어 의심치 않는다.

더 이상 불합리한 치료 때문에 고생하거나 목숨을 잃는 사람이 나오지 않기를 바라는 마음을 독자들에게 전달하고 싶다.

도쿄에서 무네타 테츠오

역자 서문

만성 질환을 해결하는 고지방저탄수화물 케톤식

케톤식을 연구하며 해외 서적을 읽고 자료를 모으던 중 페이스북에서 나이 지긋한 일본 의사를 만나게 되었다. 그가 집필한 『케톤체가 인류를 구한다(이 책의 원서 명)』라는 흥미로운 제목의 책을 구해 읽기 시작하면서 나는 그의 획기적인 연구 결과와 치료 경험에 놀라움을 금치 못했다. 융모, 태반에서 케톤을 생산하고, 태아와 신생아의 케톤 농도가 매우 높다는 실험 결과는 어머니의 배 속에서부터 포도당이 아닌 케톤을 주식으로 살아간다는 사실을 알려 주었다는 점에서 세계적인 발견이었다.

학회에서 의사들의 강한 반대에 부딪혔을 때 꿋꿋하게 헤쳐 나가던 모습과 다른 병원에 입원한 산모를 사회 관계망 서비스를 통해 지도하는 모습 등에서 무네타 선생님의 용기와 의지, 결단력에 감탄하기도 했다. 선생님은 대학 시절에 학생 운동을 열성적으로 한

용기 있는 분이다. 인류를 구하기 위해 탐구하고, 실천하고, 널리 알리며, 사람들을 돕는 데 조금도 주저하지 않는 모습에 존경심을 표한다. 그리고 나 또한 그 모습을 본받고 싶다.

이 책은 생물학과 의학 외에도 인류사 등 역사적 사실까지 아우른다. 지질학을 전공한 저자의 배경 지식과 경험이 한데 어우러져 육식을 중심으로 생존하고 진화한 인류가 당질을 섭취하면서 건강이 악화되었다는 흥미로운 스토리가 펼쳐진다.

현재 무네타 선생님은 산부인과 영역에 그치지 않고 자신의 경험과 연구를 바탕으로 당뇨병 진료까지 힘쓰고 있다. 2형 당뇨병은 물론 비교적 드문 형태인 1형 당뇨병 환자도 치료하고 있으며, 암 환자까지도 돌보고 있다. 2017년 3월 만 70세가 되셨는데, 열정적으로 연구하며 진료 영역을 넓히고 공공의 건강 증진에 매진하시는 모습을 보며 다시금 존경을 느끼지 않을 수 없다. 그를 실제로 만나 보면 피부, 표정, 음성과 말투 모두 70세라고 생각하기 어려울 정도인데, 나는 그것이 케톤식의 노화 방지 효과 때문이라고 생각한다.

일본은 액상 과당을 세계 최초로 발명했고 이를 적극 사용해 문제가 되고 있다. 한국 역시 과거에는 사용하지 않던 설탕과 올리고당 등을 각종 요리에 아낌없이 넣고 있기 때문에 주의가 필요하다. 고지방저탄수화물 식이를 시작하거나 이미 하고 있는 사람들은 계속해서 새로운 레시피, 평소 먹지 않던 낯선 식재료를 찾아 나선다. 하지만 우리의 식단은 이미 케톤식에 최적화되어 있다. 한국의 고기와 육수 식문화는 지방 대사를 호전시키고 비타민 D 부족 현상을 완화 시키는 데 으뜸이다.

저자는 인슐린 치료는 당뇨병의 원인 치료가 아니며 오히려 많은 부작용을 낳고 있다고 지적한다. 무네타 선생님은 일본에서 당뇨병 치료에 인슐린을 많이 사용하는 이유를 제도에서 찾는다. 의사가 인슐린을 처방하면 주사 관리료가 책정되어 이득을 보다 보니 인슐린을 쉽게 처방하는 경향이 있다는 것이다. 의료 제도는 특정 치료를 조장하거나 사장시킬 수 있고 왜곡할 수도 있다. 한국은 천만다행으로 인슐린 주사 관리료가 책정되지 않아 인슐린 주사로 인한 문제가 일본만큼 많이 발생하고 있지 않다.

케톤식을 적용한 뒤 저자의 병원에서 제왕절개 수술이 감소했다고 한다. 수술이 필요한 케이스가 줄었기 때문이다. 무네타 선생님은 비록 매출은 감소했지만 환자들의 건강이 좋아지고 수술 없이 출산할 수 있으니 기쁜 일이라고 말씀하셨다. 그 대신 환자들의 신뢰를 얻었고 결국 더 많은 환자가 선생님을 찾고 있다. 어디까지나 의사는 환자의 건강을 최우선으로 생각해야 한다는 목소리에 나는 마음과 귀를 활짝 열어야 했다. 제왕절개로 지출되는 비용이 줄어들면 다른 부문에 보험 재정이 쓰일 수 있게 되거나 보험료를 인하할 여지도 생기니 모두에게 이롭게 된다. 이런 예는 감기와 같은 단순 질환에 연간 1조 원의 비용을 쓰고, 중증 질환자가 '메디컬 푸어'로 전락하고 마는 한국의 의료 제도에도 시사하는 바가 크다. 케톤식은 불필요한 약물 치료에서 벗어날 수 있게 해 주고, 사회적 비용도 줄어들게 만들어 주며, 그 과정에서 의사와 환자의 신뢰 관계를 회복시켜 줄 만병통치약이라 할 수 있다.

케톤식은 비만, 당뇨병뿐 아니라 감기 예방에도 효과가 뛰어나고 나아가 치매, 암 등 중증 질환의 예방과 치료에도 효과적이다. 일본에서 케톤식을 지도하는 어느 의사의 암 환자들은 현재까지 모두 생존 중이다. 일본에서 케톤식으로 암을 치료하는 의사들은 가까운 미래에 암 치료가 매우 쉬워질 것을 전망한다. 앞으로 한국에서도 치매나 암과 같은 질환에 케톤식을 적극 활용하게 되리라 기대한다.

만병의 근원은 당질 과다가 초래하는 인슐린 과잉에 있다. 현대 인류는 설탕을 비롯한 당질 탄수화물의 만성적인 과잉 상태에 있으며, 이는 정상적인 양을 훌쩍 넘어 인슐린 호르몬의 과잉을 초래했다. 인슐린 과잉은 비만, 당뇨병의 원인이 되고 나아가 발암 물질이라는 주장까지 제기되고 있으니 지금부터라도 바로잡아야 한다. 만성 질환의 근본 치료는 인슐린 과잉의 해소에서 시작된다. 결국 케톤식이 최고의 해결책이다.

나는 이 책이 한국의 고지방저탄수화물 케톤식 보급에 보탬이 되기를 희망한다. 한국의 서점에 인슐린을 정상화시키는 방법을 소개하는 서적들이 차곡차곡 쌓이게 될 날을 꿈꾸며, 오늘 저녁 식사는 곰탕으로 해결하려고 한다. 끝으로 무네타 선생님의 책을 한국 독자들과 만날 수 있게 애써 주신 판미동 출판사에 진심으로 감사드리고 특히 장미 편집자님의 노고에 고마운 마음을 전하고 싶다.

서울에서 양준상

들어가며

식품 영양학의 잘못된 신화

오늘날의 식품 영양학은 정설로 여겨지는 경우가 대부분이지만 실은 잘못된 것이 많다. 그중 대표적인 여섯 가지 설(說)에 대해 이야기하면서 이 책을 통해 전하고 싶은 포인트를 간단하게 정리하겠다.

1. 칼로리 신화

혈당과 칼로리는 아무런 관계가 없다. 칼로리 제한으로 당뇨병을 치료한다는 것은 앞뒤가 맞지 않는 말이다. 사실 칼로리를 제한하려 할수록 더 나빠진다. 저칼로리 음식은 체력을 갉아먹고 생활에 지장을 줄 뿐 아니라 탄수화물이 많아 당뇨병을 악화시킨다. 칼로리가 아닌 당분 양에 주목해 식사를 관리하면 약을 쓰지 않고도 혈당을 관리할 수 있다.

2. 균형 신화

'균형 잡힌 식사'라는 말에서 이 '균형'은 실제로 탄수화물 60%, 단백질 20%, 지방 20%를 말한다. 여기서 제안하는 권장 영양 비율은 그것을 뒷받침하는 근거가 없음에도 금과옥조가 되어 우리 식생활에 침투해 모든 것을 구속하고 있다.

3. 콜레스테롤 신화

필수 영양소를 충분히 섭취하려면 육류, 달걀, 치즈를 먹으면 된다. 지금까지 육류나 지방은 콜레스테롤을 상승시키는 주원인이므로 많이 먹지 않는 것이 좋다고 알려져 왔다. 이 주장은 결국 공식적으로 부정되었지만(일본 후생노동성은 2015년 4월 개정한 '일본인 식사 섭취 기준'에서 식사로 얻는 콜레스테롤 섭취 제한 목표치를 철폐하였다.) 대부분의 의사와 영양사는 이를 여전히 받아들이지 못하고 있다.

4. 지방 악마론(동물성 식품 악마론)과 탄수화물 천사론(식물성 식품 천사론)

많은 사람들이 비만의 원인을 지방이라 생각하여 살을 뺄 때는 동물성 식품 섭취를 줄이고 식물성 식품 섭취를 늘린다. 그러나 비만은 당질 과잉 섭취 때문에 생겨난다.

5. 케톤체 위험설

케톤체가 위험한 물질이라는 주장은 20년 전에 논의된, 지난 세기의 유물이다. 케톤체는 태아, 신생아의 에너지원이고 질병으로부터 신체를 지키는 힘을 지니고 있다.

탄수화물과 당질 중심의 저칼로리식이 건강식으로 인식되면서 비만, 성인병, 당뇨병, 소아 당뇨병이 점점 더 늘었고 이를 약으로 치료하려는 어리석은 치료를 현재에도 진행하고 있다.

저칼로리식에 기반을 둔 치료법은 잘못되었음에도 불구하고 여전히 이 사실에 대해 모르는 의사들이 많다. 많은 의학회가 가이드라인을 제시하며 치료 내용을 구속하고 있기 때문에 진보적으로 생각하는 의사 집단 역시 금방 사그라지고 만다.

잘못된 치료의 가장 두드러진 예로 '임신성 당뇨병'이 있다. 실제로 임산부의 12%가 '임신성 당뇨병'으로 진단되는데, 임신 중에 내당능(혈당치를 정상으로 유지하기 위해 포도당을 처리하는 능력)이 떨어지는데도 의사는 태아에게 포도당이 필요한 상황이라고 생각해 당분을 60% 정도 섭취하도록 권장한다. '임신성 당뇨병'은 인슐린은 충분히 분비되는데도 그 효과가 나타나지 않는다는 점에서 인슐린 분비가 원할하지 못한 당뇨병과 다르다. 그럼에도 불구하고 '임신성 당뇨병' 치료에 인슐린을 사용한다. 당분을 많이 먹게 하여 혈당치를 올리고, 인슐린이 듣지 않는데도 또 다시 인슐린을 사용한다. 도대체 어쩌자는 것일까?

혈당 관리가 불가능한 상태에서도 당분만 줄이면 모든 것이 해결된다. 그런데 당분을 제한하여 케톤체가 검출되면 당뇨병 전문의들은 '아이가 위험하다.', '지능이 떨어진다.'고 호들갑을 떤다.(이는

'케토시스'와 '케톤산증'을 혼동한 것이다. 본문에서 자세히 다루겠다.)

　이런 말도 안 되는 치료에 맞서기 위해 나는 연구를 통해 태아가 고케톤 환경에 있다는 사실을 밝혀냈고, 케톤체가 위험한 물질이 아니며, 태아는 당분을 필요로 하지 않는다는 사실을 증명해 냈다.

　임신 상태에서 태아는 지방을 에너지원으로 사용한다. 임산부가 당분이 아닌 지방과 단백질을 충분히 섭취할 때 모든 문제가 해결된다.

　이러한 사실들을 바탕으로 오늘날의 당뇨병 의료, 영양학의 오류를 바로잡고 인간 본연의 섭식을 재검토해 궁극적으로는 건강한 식사에 대해 재정의 해 보고자 한다. 이는 현대 의료의 근본적인 혁명이 될 것이다.

　존경하는 나쓰이 마코토 씨는 그의 저서『탄수화물이 인류를 멸망시킨다』에서 탄수화물의 위험성에 대해 알리며 경종을 울린 바 있다. 이에 영감을 받아 '케톤체야말로 인류를 구한다.'라는 미래 예상도를 제안하고자 한다.

목차

저자 서문
케톤체로 현대인의 질병을 해결하자 ——4

역자 서문
만성 질환을 해결하는 ——8
고지방저탄수화물 케톤식

들어가며
식품 영양학의 잘못된 신화 ——12

part 01
케톤체의 운명적인 발견 —— 21

01 당뇨병에 걸린 무네타 —— 23
02 모든 수치가 표준이 되다 —— 27

part 02
케톤체의 누명 —— 31

01 당질 제한을 시도한 첫 환자 —— 33
02 의학계의 비난과 새로운 발견 —— 41
03 본격적인 케톤체 연구 —— 47

part 03
케톤체의 새로운 정의 —— 73

01 케톤체란 무엇인가 —— 75
02 케톤산증의 누명 —— 84
03 9.8할의 육식 역사와 0.2할의 채식 역사 —— 89

part 04
영양 상식의 오류 —— 93

01 '탄수화물: 단백질: 지방' 섭취 비율의 문제점 —— 95
02 콜레스테롤 악마설의 붕괴 —— 103
칼럼 1 칼로리로 혈당을 관리하지 말자! —— 115

part 05
쌀밥에 대한 환상 —— 117

01 사람은 무엇을 먹어 왔는가? —— 119
02 문명이 만든 식생활에서 질병이 발병한다 —— 131
03 밥 중독에서 탈출하자 —— 142
칼럼 2 설탕은 티스푼으로 한 숟갈 정도만! —— 151

part 06
당질 제한 비판 —— 153

01 당질 제한 비판을 비판하다 —— 155
02 당뇨병 치료의 불가사의 —— 166
칼럼 3 점점 좋아지는 당뇨병 —— 172

part 07
임신 중인 신체가 알려 주는 것 ——— 175

- 01 임신성 당뇨병은 어떤 질환인가? ——— 177
- 02 임신성 당뇨병의 발병 이유 ——— 191
- 03 용기 있는 임산부의 등장 ——— 196
- 04 케톤체가 사람을 살린다 ——— 205
- 칼럼 4 당질 제한으로 합병증이 있는 2형 당뇨병을 개선시키다! ——— 214

part 08
케톤체가 만드는 미래 ——— 215

- 01 케톤체가 치매, 암을 치료하다 ——— 217
- 02 '케토제닉'한 의사들, '케토제닉'의 달인들 ——— 226
- 03 온라인상의 뜨거운 케토제닉 ——— 231
- 칼럼 5 뛰어난 케톤 모녀의 쾌적한 생활 ——— 236

맺음말
케톤체는 절대적으로 안전하다 ——— 238

대담
질병으로부터 신체를 지키는 힘 ——— 243
— 무네타 테츠오&양준상

부록 ——— 256

part 01

케톤체의
운명적인 발견

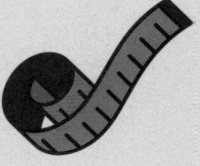

혈당을 올리는 것은 당분뿐이다.
당분을 먹지 않으면 혈당은 올라가지 않고
당뇨병에 걸리지 않는다. 이것이 전부다.

01
당뇨병에 걸린 무네타

　나는 지바 현 출신으로, 보오슈 나가사(현재 아와노쿠니 지방의 옛 이름—옮긴이) 지방을 방문해 맛있는 쌀을 구해 온 적이 있을 정도로 탄수화물을 매우 좋아한다. 과자점을 운영하시는 부모님 덕에 어릴 때부터 버터케이크나 과자, 아이스크림 세계에 일찌감치 발들인 것은 물론이다.

　40대 중반에 산부인과를 개업하고 15년이 지나자 비만은 극에 달해 움직이는 것조차 버거워졌다. 나는 건강 검진 결과를 보고 충격에 빠졌다. 혈당 308mg/dL, 당화혈색소 9.0%, 아니, 당뇨병 아닌가! 당화혈색소는 전년도에 이미 6%대(5.8% 미만 표준)에 진입한 상태라 각오는 하고 있었지만 단번에 9%대가 되리라고는 예상치 못했다. 나는 꽤나 놀랐고 충격을 받았다.

당질 제한 책과의 만남

나는 산부인과 전문의가 되기 전에 내과, 외과, 소아과를 돌아가면서 연수했기 때문에 당뇨병에 걸리면 어떻게 해야 하는지 잘 알고 있었다. 섭취 칼로리 상한을 정해 그 범위 내에서 먹고, 운동을 하고, 약을 복용하는 것이 잘 알려진 당뇨병 치료법이다. 당뇨병 전문의와 상담도 했다. 그렇지만 쉽사리 납득이 가지 않았다. 여러 의문을 가지던 중에 카마이케 토요아키의 『당질 제로 식사법(糖質ゼロの食事術)』을 우연히 보았다. 당질 제한 치료를 하며 다양한 사례를 저술한 책이었다.

혈당을 올리는 것은 당분뿐이다

책에는 다음과 같이 적혀 있었다. "혈당을 올리는 것은 당분뿐이다. 당분을 먹지 않으면 혈당은 올라가지 않고 당뇨병에 걸리지 않는다. 이것이 전부다." 카마이케는 그의 책에서 당분은 가능한 한 제로에 가깝게 제한한 1일 1식을 제안했다. 예측컨대 일본 최초로 당질 제한을 시작한 인물이 아닌가 싶다. 당질 제한 원리를 이해하는 데 어려움이 없었기 때문에 나는 당장 당분을 제한하는 식사로 바꾸었다. 2008년 2월 초 무렵이었다.

나는 원래 쌀이나 단것뿐만 아니라 고기와 생선도 매우 좋아했기 때문에 육류, 달걀, 생선 등의 단백질을 충분히 섭취하는 방식에 반감이 없었다. 빵이나 파스타에 대한 미련은 애초에 없었고 과자점을 운영하셨던 부모님 덕에 과자는 이미 평생 먹을 만큼 다 먹었다

해도 무방했다. 하지만 쌀밥을 끊는 것은 매우 힘들었다. 쌀에 대한 미련이 완벽히 가신 것은 아니었지만 적어도 굶지 않아도 되었기 때문에 큰 무리 없이 식이요법을 시작하게 되었다.

몸과 마음이 가뿐한 1일 1식

나는 독하게 병마와 싸워 나갔다. 출산, 불임 치료, 체외 수정 등 산부인과 업무로 바쁜 나날을 보내다 보니 컨디션이 깨지면 안 되는 상황이었다. 조금 더 일해야 한다는 생각이 강했다. 그렇게 당분을 제한하고 한 달이 경과했다. 놀랍게도, 어떤 방법을 써도 줄지 않았던 체중이 60년 인생 처음으로 급격하게 줄어들기 시작했다.

체중은 줄어드는데도 몸은 전혀 힘들지 않고 맛있는 음식도 충분히 먹을 수 있어서 만족감이 컸다. 당분을 먹지 않아 혈당이 오르내리지 않자 배가 고픈 감각(거짓 배고픔)이 사라졌고 아침, 점심을 먹지 않아도 공복감이 느껴지지 않았다. 직원들은 식사를 거르는 생활을 오래 지속할 수는 없다고 여기는 듯했지만 정작 나는 아무런 어려움도 겪지 않았기 때문에 이 식사법을 그만둘 이유가 조금도 없었다.

아침에는 주로 커피를 마셨다. 오전 진료를 끝낸 후 점심 역시 커피만 마시며 보냈다. 오후에는 쌓여 있는 서류를 검토하거나 작은 수술 등을 했다. 밤에는 육류와 생선을 중심으로 맛있는 저녁식사를 만족할 때까지 잔뜩 먹었다. 1일 1식은 예상과 달리 매우 효율적이었다. 주변의 우려와 달리 힘들기는커녕 몸과 마음이 가뿐했다.

저자의 체중 변화 (2008년)

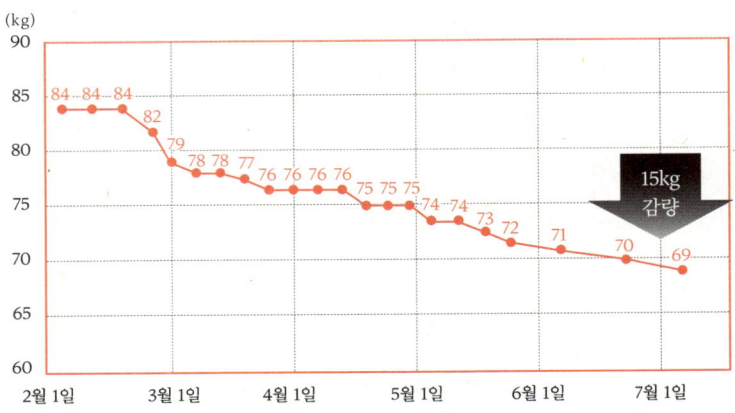

저자의 당화혈색소 변화 (2008년)

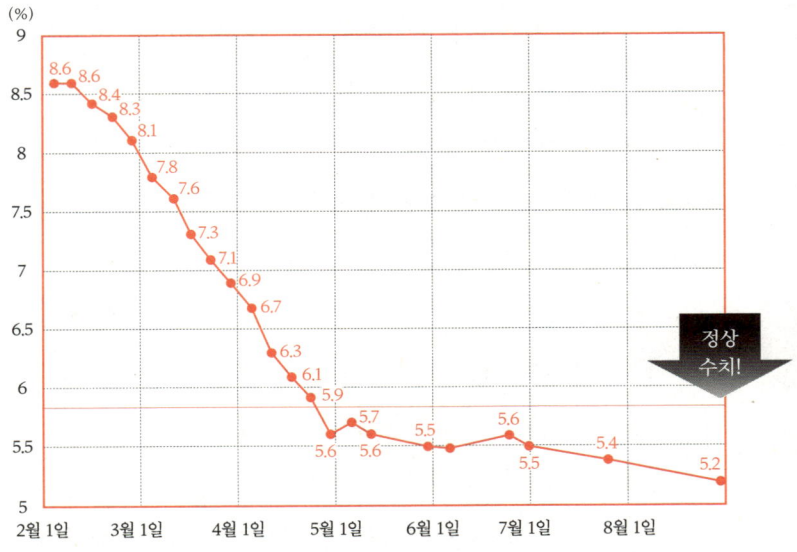

02
모든 수치가 표준이 되다

나는 복부 둘레, 체중, 피하지방과 내장지방 수치 등이 높아 대사 증후군으로 진단된 바 있다. 담당의사는 육류나 지방을 삼가고 채소를 중심의 식사를 하라고 지시했다. 그렇지만 나는 완전히 반대로 했다. 당질 제한을 시작할 때 받았던 검진 결과는 반년 후 완전히 바뀌어 모든 지표가 개선되었다. 복부 둘레와 체중이 줄고 피하지방과 내장지방도 반으로 줄었다. 나는 자연스럽게 대사 증후군에서 벗어났다. 놀라운 것은 전년도에 지적받은 고혈압까지 사라진 것이었다. 왜일까? 내가 경험한 것은 의사를 만나지 않고도 질병이 낫는다는 것이었다. 다른 누구도 아니고 의사인 내가 직접 체험했다. 머릿속에 자리 잡고 있던 '의학 지식'이 굉음과 함께 무너져 내리는 순간이었다.

당뇨병, 지방간, 비만, 고혈압이 사라졌다!

당질 제한을 하고 한 달이 지나자 당화혈색소가 9%대에서 7%대로 내려왔고, 체중도 줄었으며, 감마 지티피(γ-GTP, 인체 효소의 한 종류로 간, 담도 질환이 있는 경우 증가한다.—옮긴이)까지 개선되었다.

저자의 공복 시 혈당치, 감마 지티피의 변화(2008년)

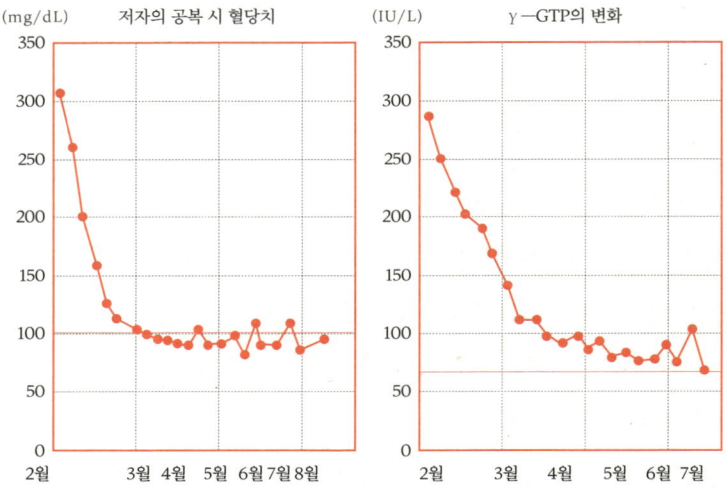

당질을 뺀 1일 1식 생활로 체중은 반년 만에 86kg에서 69kg로 줄었고, 감마 지티피는 288IU/L에서 60IU/L(정상 수치는 79IU/L 미만)로 정상화되었으며, 당화혈색소는 5%대의 정상치로 진입하였고, 수시 혈당치도 89mg/dL로 안정되었다.

당분을 먹지 않으면 혈당치가 개선될 것이라고 어느 정도 기대는

저자의 복부 CT 변화

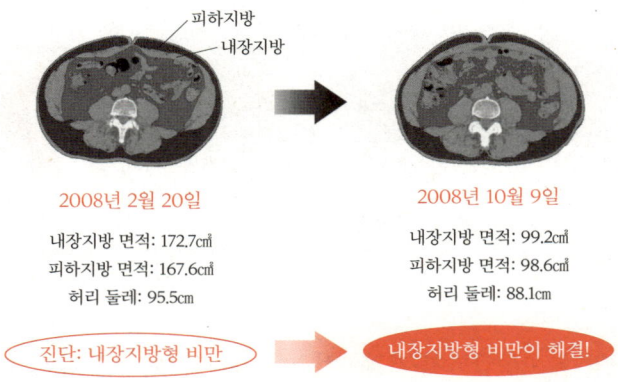

했지만 지방간과 고혈압까지 해결되리라고는 미처 예상하지 못했다. 당질 제한을 계속하다 보니 무엇보다도 컨디션이 좋아졌다. 이 무렵 나는 몸에서 지금까지와는 다른 신기한 힘이 나오는 느낌을 받았다. 가장 놀라운 것은 식곤증이 사라졌다는 것이다. 밤에 잠이 잘 왔고, 아침에도 일찍 눈이 떠졌다.

숙면하게 되면서 자연스럽게 일의 집중력이 좋아졌다. 혼자서 출산, 불임 치료를 하던 산부인과 개업 의사로서 최상의 상태를 유지하게 된 것은 매우 반가운 일이었다.

오랜만에 만난 환자들은 17kg이 줄어든 나를 보고 "어머, 선생님, 살이 엄청 빠졌는데, 그동안 무슨 일이라도 있었나요?"라고 걱정스레 속삭였다.

오랜 세월 고민이었던 비만이 해결되고, 당뇨병에서 탈출하게 되

저자의 복부CT 진단 결과 설명서

2008년 2월(당질 제한 개시 전)의 복부 CT 진단 결과 설명서

진단: 내장지방형 비만

내장지방형 비만이 있으면 당뇨병, 고혈압, 고지혈증 등 생활습관 병에 걸리기 쉽고, 내장지방으로부터 동맥경화를 촉진하는 물질이 방출되기 때문에 뇌졸중이나 심근경색 등의 위중한 질환을 일으킬 수 있습니다. **지방을 삼가고 채소를 많이 드세요.** 또 무리가 되지 않는 강도로 오랜 시간 운동을 하세요.

었으며, 지방간, 고혈압까지 거짓말처럼 사라지자 '의학은 과연 무엇인가?'에 대해 진지하게 고민하지 않을 수 없었다. 의사의 처방과 완전히 반대로 해서 살게 되었기 때문이다.

   약을 쓰지 않고 당질을 뺀 맛있는 음식을 먹었을 뿐인데 날씬해지고 건강해졌다. 심지어 나는 운동도 하지 않았다. 기적이라고밖에 할 수 없는 일이었다.

part 02

케톤체의 누명

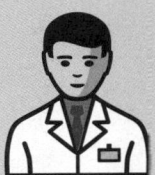

지금까지는 '포도당이 중요한 에너지원'이라고 알려져 왔지만
사실 인간은 발생 초기부터 케톤체로 살아가고 있다.
이처럼 높은 수준의 케톤 환경에서도 태아가 잘 자란다면
'케톤체가 위험하다?'는 지금까지의 주장은
틀린 것이 분명하다.

01

당질 제한을 시도한 첫 환자

　당질 제한으로 당뇨병에서 탈출하자 나는 표준이라 일컫는 당뇨병 치료법에 대해 더 이상 신뢰할 수 없게 되었다. 무엇보다 '혈당치를 올리면 안 되는 환자에게 혈당을 상승시키는 음식을 먹도록 권장하는 치료' 방식이 잘못되었다고 생각하게 되었다.

　그 무렵 나는 임산부 A 씨와 재회했다. 둘째를 임신한 A 씨는 첫째 아이를 가졌을 때 이미 당뇨병 진단을 받았다. A 씨는 종합병원 내과의 당뇨병 전문 시설에서 관리받으며 우리 병원에서 출산한 경험이 있었다. 종합병원은 내과 중에서도 당뇨병과가 차지하는 비중이 크기 때문에 나는 아무런 의심 없이 A 씨의 당뇨 치료를 의뢰했다. 하지만 결과적으로 상황은 더 나빠졌다. A 씨의 체중은 더욱 늘어났고, 당화혈색소는 상승했으며, 태어난 아기는 4kg이 넘었던 것이다. 과연 무엇이 문제였을까?

임신 중에 당질 제한을 한다?

당뇨병 임산부의 목표는 당화혈색소를 정상으로 만들고 신생아 체중을 4kg 미만으로 유지하는 것이다. 결국 A 씨의 당뇨 치료는 잘 되지 않은 셈이다. 둘째를 임신한 A 씨의 체중은 지난번 임신 때보다 3kg가 늘어나 있었고 심지어 이번에는 2형 당뇨병으로 짐작되었다. 보통 이런 경우 당뇨병 전문 시설에 치료를 의뢰하거나 종합병원 산부인과로 이동해 출산까지 진행한다. 하지만 A 씨는 첫째 때 결과가 좋지 않았던 탓에 우리 병원에서 출산하고 싶다는 뜻을 밝혔다. 종합병원에 A 씨의 내과 치료를 의뢰해야 하나 생각했지만 이번에도 관리되지 않을 가능성이 있었기 때문에 고민되었다. 나는 내가 실행한 당질 제한을 A 씨에게 제안해 보기로 결심했다. 그렇다 해도 임산부에게 당질 제한을 시키는 것이 과연 옳은 일일까 하는 기존의 '보수적'인 입장도 일정 부분 자리 잡고 있었다.

다카하시 미치오의 『사람은 이상한 육식동물(ヒトはおかしな肉食動物)』에 의하면, 소화기의 구조로 볼 때 사람은 초식동물보다는 호랑이나 사자와 같은 육식동물에 가깝다. 육식동물이 임신과 출산 중에 고기를 먹는다 해서 나쁠 리 없겠다는 믿음으로 '당질 제한에 의한 당뇨병 관리법'을 A 씨에게 설명했다. 생소한 관리법에 대해 충분히 거부감을 느낄 수도 있는 상황이어서 조심스러웠는데 다행히도 그녀는 당질 제한의 원리에 관심을 보였다.

A 씨는 지난번 임신 때 하루 1600kcal 제한식을 지도받았음에도 4kg이 넘는 아기를 출산했다. 그녀 역시 그 부분에 대해 의아해하

던 시점이었다. 일반인도 아닌 임신부가 식사량을 1600kcal로 유지하는 것은 쉬운 일이 아니기 때문이다.

"임신 중임에도 칼로리를 제한하여 섭취해야 한다는 게 가장 힘들었어요. 힘들게 노력해도 살은 계속 찌기만 하고……." 그녀는 당시를 떠올리며 식단 조절의 어려움을 토로했다.

우리는 식단 조절이 쉬운 당질 제한 당뇨병 관리법을 시도해 보기로 했다. 나는 그녀에게 우선 밥부터 끊게 했다. 대신 육류는 얼마든지 먹는 방법으로 임산부 첫 당질 제한 진료를 시작하였다.

당뇨병 환자의 즐거운 임신 기간

그녀는 산전 검진을 받을 때마다 즐거워했다. 마음껏 먹는데도 살이 점점 빠졌기 때문이다. 88kg에서 시작한 체중은 임신 24주에 10kg 이상 감량되어 77.5kg이 되었다. 산모의 당화혈색소 역시 8.1%에서 5.1%까지 순조롭게 내려갔다. 아기는 정상 크기로 성장하는 것은 물론이다.

"선생님, 식사를 맛있게 하는데도 몸무게나 혈당 걱정은 하지 않아도 되니 지난번 임신 때보다 훨씬 편합니다. 매일 맛있는 고기 요리를 먹으며 메뉴 연구도 하고 있답니다."

A 씨는 몸이 가벼워지고 당뇨 수치가 회복되자 컨디션이 좋아졌고 말했다.

24주가 경과하자 A 씨의 체중이 조금씩 늘어났다. A 씨의 몸무게는 성장기에 진입한 아기의 체중만큼만 늘어났다.

A 씨의 임신 중 체중 경과

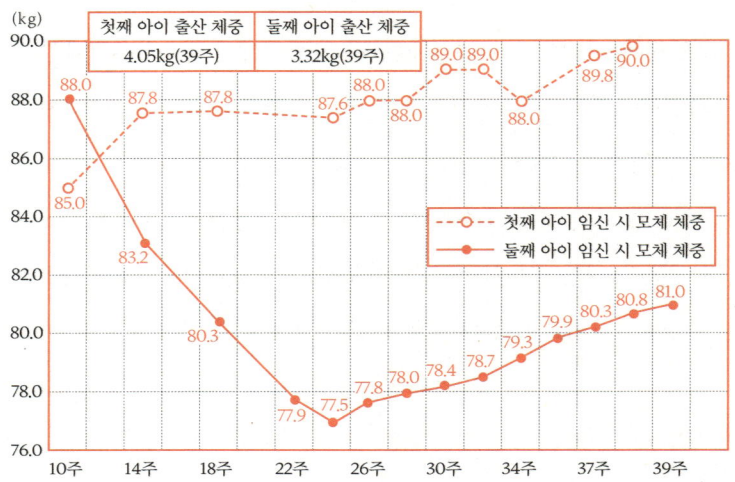

A 씨의 임신 중 당화혈색소 변화

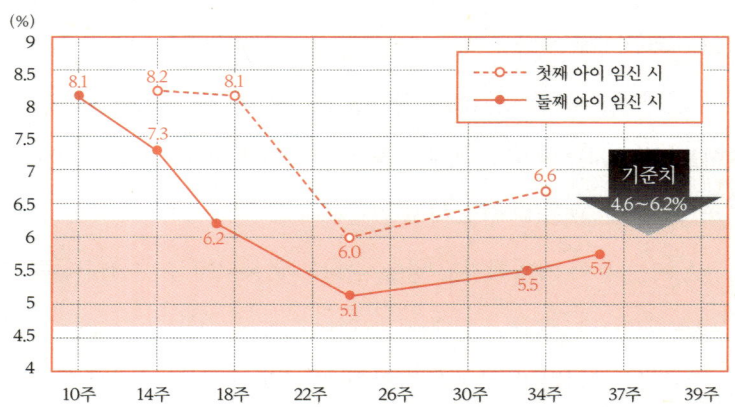

사실 이 시기는 임신성 당뇨병 여부를 검진하는 중기로, 전기까지 정상이었던 산모도 내당능(혈당을 정상으로 유지하는 능력)이 떨어지면서 임신성 당뇨병으로 진행되는 사례가 많다.

A 씨는 임신 후반에 체중 3.5kg이 늘어 81kg인 상태로 출산했다. 물론 순산이었다. 첫째 아이 때와 같은 39주에 출산했는데, 아기의 체중은 3.32kg으로, 목표치인 4kg 미만일 뿐만 아니라 3.5kg 이내에 속하는 이상적인 체중의 아기였다.

당화혈색소는 5.7%로 상승했지만 그렇다 해도 정상 범위에 속했다. 지난번에는 힘든 노력에도 불구하고 당화혈색소가 8.2%에서 6.0%까지 내렸다가 결국 당뇨병 범위에서 끝났는데, 이번에는 정상 상태에서 출산을 끝낼 수 있었다.

"우와, 선생님. 이번 임신 기간은 정말 편했습니다. 고기를 마음껏 먹는데도 체중이 줄어서 힘들지 않게 출산할 수 있었어요."

그러고 보니 A 씨는 지난번에 비만한 상태에서 저칼로리식을 했는데도 불구하고 5kg가 더 증가했고 혈당치도 정상화되지 않은 채 4.05kg의 아기를 낳았다.

이번에는 지난번보다 3kg나 많은 체중으로 시작했음에도 최종적으로 7kg를 감량했고, 앞선 출산과 비교하면 9kg나 적은 체중으로 정상 체중의 아이를 낳았다. 2형 당뇨병 임신의 새로운 관리로 완벽하게 좋아진 결과라 할 수 있었다.

케톤체의 재발견

A 씨의 결과로 당질 제한 치료법에 자신감이 생기기 시작할 무렵 임산부 B 씨가 클리닉을 찾았다. B 씨는 첫째 아이 임신 때 우리 병원에서 32주까지 산전 관리를 받다 본가가 있는 시골에서 출산했다. 62.2kg인 상태로 고향에 내려간 그녀는 6주 동안 7kg이 늘었고 아기도 크게 성장해 39주에 이르러서는 정상 출산이 불가능해져 결국 제왕절개로 출산했다.

둘째 임신으로 우리 병원을 다시 찾은 B 씨는 힘든 제왕절개와 출산 후 체중 증가 등을 되돌아보며 '이번에는 부디 정상 출산을 하고 싶다.'는 뜻을 밝혔다.

한 번 제왕절개를 한 산모가 다음 출산에서 정상 출산을 목표로 하는 것을 'VBAC(Vaginal Birth After Cessarean, 제왕절개 후의 정상 출산)'이라 하는데, 최근에는 대학병원에서도 이를 권장하지 않는다. 출산 시 예전의 자궁 상처가 찢어지면서 자궁 파열이라는 무서운 합병증을 일으킬 수 있기 때문이다.

체중이 늘어 첫째 아이 때처럼 아기가 크면 정상 출산이 어렵다고 판단했다. 나는 우선 식사에 주의해 보자고 말하면서 A 씨가 했던 당질 제한에 대해 소개했다. 그녀는 망설임 없는 어조로 한 번 시도해 보겠다고 했다. 그렇게 B 씨 역시 당질 제한을 시작하게 되었다.

그녀는 첫 임신 때의 과정을 반복하지 않고자 '밥을 끊고 고기를 먹는' 생활을 완벽이라고 말할 수 있을 정도로 순조롭게 해 나갔다. B 씨가 출산 기간 동안 증가한 체중은 겨우 2kg이었다. 그렇게

B 씨의 임신 중 체중 및 케톤체 변화

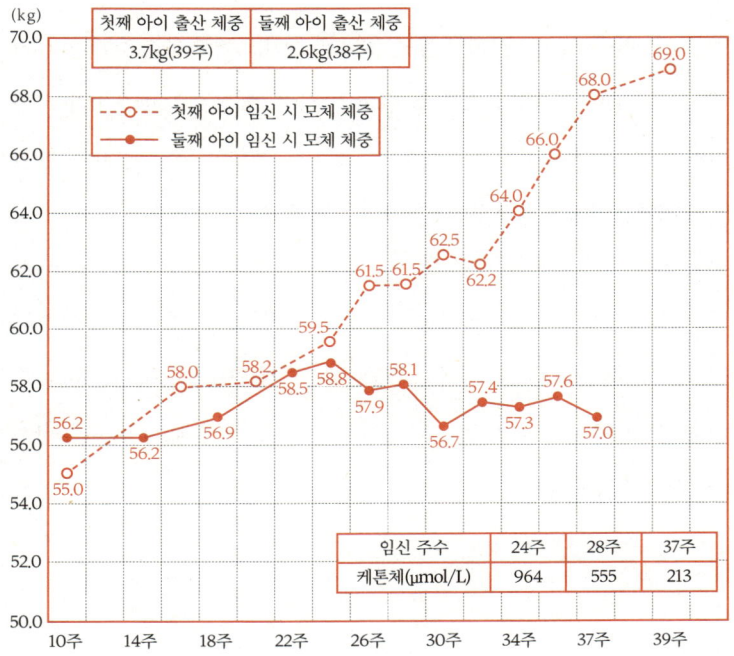

38주가 되자 B 씨의 자연 진통이 시작되었다.

제왕절개 경험으로 인해 어떻게 될까 조마조마할 틈도 없이 그녀는 정상 출산을 해냈다. 아기의 체중은 2.6kg으로 지난번보다 1.1kg이나 작았다.

"선생님 이번 출산은 매우 편했습니다. 식사도 즐거웠어요. 그러고 보니 지난 임신 때는 몸에 좋은 줄로만 알고 고기보다 고구마나 쌀을 많이 먹었습니다."

A 씨와 마찬가지로 B 씨 역시 식사를 바꾸었더니 긍정적인 결과가 나왔다. B 씨의 경우 식사의 변화에 맞추어 혈중 케톤체도 측정했는데, 처음 측정한 24주에는 964μmol/L, 28주에는 555μmol/L였고 이후에는 수치가 조금씩 떨어져 37주에는 213μmol/L가 되었다.(기준치가 76μmol/L 미만이니 출산 시에도 꽤 높은 수치에 해당한다.)

매일 컨디션도 좋았고 산증(산성혈증, 혈액의 산성도가 매우 높은 상태로 오심, 구토, 피로감이나 무력감, 졸림 현상이 나타나며 심한 경우 의식이 몽롱해진다. 그대로 방치하면 혈압이 떨어져 쇼크, 혼수, 사망에 이른다.)도 일어나지 않았다. 이는 '케톤체'가 기존에 알려진 것처럼 위험한 것이 아니고 오히려 '케톤 엔진'으로 인체가 움직인다는 사실을 뒷받침한다.

02
의학계의 비난과 새로운 발견

    나는 두 사례에 대해 매우 기쁘게 생각했다. 무엇보다도 임산부와 아기 모두 건강했고 산모가 즐겁고 편하게 임신 기간을 보냈기 때문이다. 많은 산모들을 도울 수 있는 치료라 생각하여 나는 사례를 2012년 일본 당뇨병임신학회에 발표했다.

    당질량을 제한한 사례에 대해 획기적인 성과를 올렸다고 생각했지만 내 예상은 보기 좋게 빗나갔다. 결과적으로 나는 험한 꼴만 당했다.

    학회에 참석한 의사들은 첫 사례와 관련해 "그것은 다이어트의 효과지 당질 제한의 효과가 아니다."라고 맹렬히 비판했고, 두 번째 사례와 관련해 "케톤체가 그렇게 상승했다면 기형이나 장애의 원인이 된다.", "발달 지연 아이가 태어난다."라는 등의 질책이 이어졌다.

    좌장 역시 "이 발표에 대해 반론이 많다."며 분위기를 부추겼다.

내 발표에 이의를 제기하는 사람이 많았고 폭풍 같은 항의가 쏟아졌다. '이런 치료는 절대 허용할 수 없다!'는 분위기가 발표장을 휩쌌다.

케톤체 측정기와의 만남

일본 당뇨병임신학회는 참가자 대부분이 산부인과의사가 아닌 내과의사로 이루어진 학회다. 따라서 '보통 크기의 출산'이라든지 '정상 출산'에 대해서 중요하게 여기지 않았다. 그들은 당뇨병에 잘 듣는 우수한 약이 많이 발명되어 있으니 적절하게 사용해서 결과를 내야 한다는 데에만 열을 올리고 있었다. 식이요법으로 당뇨병을 비롯한 모든 수치가 좋아졌다는 결과는 의사의 일이 아니라 영양관리사의 영역이라 말하는 듯했다.

이후 이 주제는 일본 당뇨병학회에서도 포스터 섹션(연구 내용을 포스터에 게시하여 설명하는 형식의 작은 발표)만 허락되었다. 학회에서 한 나의 발표가 정식으로 받아들여지지 않았던 것이다.

비난으로 시끄러운 가운데서 나는 실의에 빠지지 않고 냉정한 눈으로 의학계의 본모습을 바라보았다. '케톤체는 위험하다.'는 주장에 대해서는 조금도 의심하지 않는 반면, 새로운 의견이나 발견에 대해서는 퇴짜부터 놓는 사람들을 향해 시나브로 분노가 차올랐다. 그런 중에 학회장에서 생각지도 못한 발견을 하게 되었다. 당질 제한 연구를 함께해 온 나가이 마더스 병원의 마츠모토 모모요 영양관리사가 학회에 전시된 다양한 의료기기 신제품 중에서 '간이 케톤 측정기'를 발견했다.

"무네타 선생님, 우리도 이것을 한번 써 볼까요?"

학회의 거센 비난을 받은 직후라서 그런지 몰라도 신께서 우리에게 무엇인가 암시해 주신 듯해 매우 기뻤다. 한 줄기 빛이 보이는 기분이었다.

곧바로 우리는 각자의 체톤 수치를 측정해 보았다. 당질 제한을 하고 있는 나의 케톤 수치는 당시 대략 600μmol/L였다.(케톤 기준치 76μmol/L 미만) 나 자신이 '케톤 인간'이라는 것을 그 자리에서 증명한 셈이다.

측정기는 그해 봄 일본에서 발매된 것으로 측정에 필요한 혈액은 피 한 방울이면 충분하다. 간단한 스틱을 교환하면 베타히드록시부티르산, 즉 케톤체를 순식간에 측정할 수 있는 제품이었다.

에베 코지 선생의 편지

측정기를 보자마자 당뇨병의 당질 제한 치료로 유명한 교토 다카오 병원의 에베 코지 선생이 보내 준 편지가 떠올랐다. 2011년에 받았던 편지의 내용은 다음과 같다.

무네타 선생님 오랜만입니다. 임신성 당뇨병과 당질 제한식의 연구는 잘되고 있습니까?

다름이 아니오라 태아, 신생아의 뇌와 케톤체에 대해서 산부인과의의 힘을 빌리고 싶습니다.

1989년 FAO/WHO/UNU 합동특별전문위원회 보고에 따르면 사람의 모든 조직과 기관의 에너지 대사 비율이 간 27%, 뇌 19%, 심장 7%, 신장 10%, 근육 18%, 그 외 19%라고 합니다.

일반적으로 근육이 기초 대사량의 약 40%라고 알려져 있고, 이제껏 저 역시 이 사실에 대해 검증하지 않은 채 그렇다고 생각해 왔습니다. 그런데 실질적으로 간이 기초 대사량의 27%, 근육이 기초 대사량의 18%를 차지한다는 사실은 매우 의외입니다.

케이힐에 따르면, 아이들의 경우 뇌 소비 에너지가 총 기초 대사량의 약 40~50%에 이른다고 합니다. "신생아의 혈당치는 35mg/dL 정도로 낮고, 케톤체 기준치는 성인보다 높다."라고 동년배 소아과 의사로부터 들은 적도 있습니다.

신생아의 혈당치가 35mg/dL 정도라면 당연히 태아의 혈당치도 35mg/dL 정도로 예상됩니다. 그렇다면 태아 뇌의 에너지원은 포도당만으로는 부족합니다. 그렇다면 성인보다 높은 수치를 보이는 케톤체를 이용하고 있다고 고려할 수 있습니다.

일반식을 먹는 산모의 혈중 케톤체 농도는 임신 전과 크게 달라지지 않을 것으로 예상되니, 태아는 자신의 간에서 케톤체를 만들어 뇌의 에너지원으로 사용하고 있을 가능성도 고려해 볼 수 있습니다. 즉 태아의 혈중 케톤체 농도는 뇌 발달을 위해 모체보다 높을 필요가 있습니다. 때문에 신생아의 혈중 케톤치 농도는 계속해서 높은 수치를 보이는 것으로 이해할 수 있습니다.

태아나 신생아의 혈당치가 35mg/dL라는 것은 미토콘드리아가 없어 포도당만을 에너지원으로 사용하는 적혈구를 위한 최소한의 혈당일 가능성이 있습니다.

실제로 단식을 했을 때, 3일째 혈당치가 35mg/dL였습니다. 힘들지 않았다고 말한다면 거짓말이지만 외래 진료를 보며 일상적으로 생활했습니다.

지금 살아 있는 제가 좀비가 아니라면 그때 당시의 뇌는 케톤체를 주로 사용했고, 적혈구는 35mg/dL의 혈당으로 살았다고 예상할 수 있습니다. 이에 질문드립니다.

1. 태아나 신생아의 혈당치에 대한 저의 생각은 맞는 걸까요?
2. 신생아의 혈중 케톤 수치에 관한 저의 생각에 대해 어떻게 생각하시는지요?
3. 태아의 뇌가 케톤체를 에너지원으로 사용할지도 모른다는 저의 가설에 대해서 어떻게 생각하십니까?
4. 만약 제가 예상하는 케톤체 에너지설이 틀렸다면 혈당치가 35mg/dL인 상태에서 태아와 신생아의 뇌는 무엇을 에너지원으로 삼고 있다고 예상할 수 있을까요?

2011. 10. 9

에베 코지

에베 코지는 『탄수화물은 독이다』, 『밥빵면』 등 다수의 당질 제한 관련 서적을 집필하고 연구하는 내과의사다. 나는 에베 선생과 지바 강연회에서 만난 이후 지속적으로 교류하며 환자를 의뢰하고 질문을 주고받아 왔다.

에베의 문제 제기는 새로운 발견으로 이어졌다. 에베의 과제를 받아 든 후 나는 태아신생아학회 간부 여럿에게 문의해 봤다. 그러나 돌아오는 답은 모두 다 같았다.

"태아와 신생아는 모체에서 공급받은 포도당을 주 에너지원으로 사용하고 있습니다."

이렇듯 포도당 에너지 설을 조금도 의심하지 않고 같은 말만 반복하고 있었다. 나는 납득할 수 없었다.

03
본격적인 케톤체 연구

고민 끝에 나는 신생아의 혈중 케톤체를 직접 측정해 보기로 마음먹었다. 제대혈(탯줄 안에 있는 혈액)은 출산 시 대량으로 얻을 수 있기 때문에 검사 센터에 의뢰하면 손쉽게 검사할 수 있는 반면 신생아의 혈액은 대량으로 얻을 수 없어 검사에 어려움이 있었다. 하지만 우리에게는 학회장에서 발견한 '케톤 측정기'가 있었다. 이 기기는 신생아의 케톤체를 쉽게 측정할 수 있는 이점이 있다. 신생아는 생후 일주일 안에 선천성 대사 이상 검사(가스리 검사)를 하는데, 이때 소정의 혈액을 얻을 수 있어 검사가 가능했다.

산모의 케톤 수치와 제대혈 케톤 수치

나는 케톤 측정기를 접하기 전부터 모체의 총 케톤 수치를 측정해 왔다. 당질 제한을 하면 케톤 수치가 상승하는 것은 당연한 결과

출산 시 제대혈의 케톤 수치

	케톤체(μmol/L)	평균(μmol/L)	산모(명)
산모의 제대혈이 정상 범위인 경우	16~1149	181.7	231
산모의 제대혈이 높은 경우	21~1980	345.5	185

산모의 케톤 수치

	케톤체(μmol/L)	평균(μmol/L)	산모(명)
산모의 케톤 수치가 정상 범위인 경우	6~84	38.6	231
산모의 케톤 수치가 높은 경우	85~4464	593.5	185

이기 때문이다.

학회장에서 우연히 발견한 케톤 측정기는 산모의 케톤체를 좀 더 원활하게 측정할 수 있게 해 주었다.

그러자 놀랍게도 당질 제한과 상관없이 산모 다수가 높은 케톤 상태를 보였다. 당질을 제한하면 케톤 수치가 높아지는 것은 당연한데, 놀라운 것은 일반식을 한 산모 역시 높은 수치를 보였다는 것이다. 그중에는 당질 제한을 하지 않았는데도 7000μmol/L가 넘는

출산 시 제대혈과 산모의 케톤 수치(산모 416명)

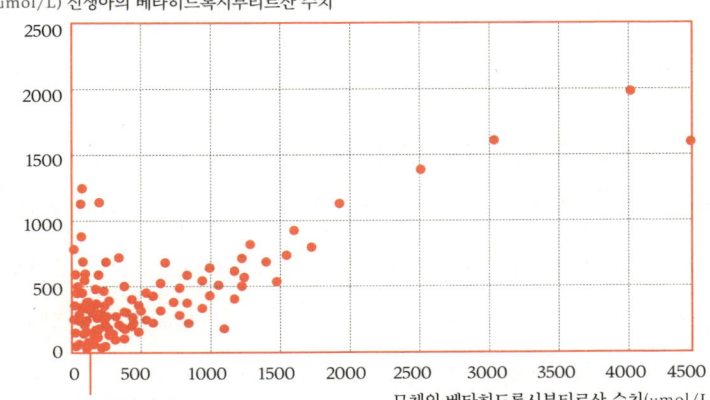

* 위의 세 가지 표를 통해 산모의 케톤 수치가 정상 범위인 경우에도 제대혈의 케톤 수치는 높은 상태임을 알 수 있다. 또 케톤 수치가 정상 범위에서 벗어난 산모가 많다는 데 주목할 필요가 있다. — 옮긴이

산모도 있었다.(이 산모의 경우 출산 지연으로 며칠 동안 식사를 제대로 하지 못했다.) 케톤 수치가 높았지만 산모들은 케톤 수치가 높으면 나타나는 증상이라고 알려진 '산증'을 겪지 않고 평상시와 같이 생활했다. 이것은 케톤체가 위험한 물질이 아니라는 반증이기도 하다.

출산 시 제대혈의 케톤 수치를 살펴보면 제대혈에서는 산모의 혈액보다 70% 높은 케톤 수치를 보였다.

제대혈은 출산 직전까지 아기와 엄마가 주고받던 혈액으로 이제 막 태어난 아기의 혈액 검사와 같다. 아기를 상대로 채혈하는 것보다 훨씬 간단하게 대량의 혈액을 얻을 수 있어 매우 손쉬운 방법에

해당된다고 볼 수 있다. 산모의 제대혈에서 높은 케톤 수치를 보였다는 것은 아기의 케톤 수치 역시 높다는 의미가 된다.

신생아의 케톤 수치

출생 4일 후 실시하는 선천성 대사 이상 검사를 진행할 때 케톤 측정기를 사용하여 신생아의 케톤 수치를 재 보았다. 어떤 결과가 나왔을까? 신생아의 케톤 수치는 평균 246.5μmol/L로, 모든 예에서 고케톤 혈증이 확인되었다. 케톤은 기준치가 76μmol/L 미만임을 고려하면 매우 높은 수치라고 할 수 있다. 모든 사례가 100μmol/L를 넘겼고 기준치 미만의 신생아는 없었다.

신생아의 케톤 수치

	케톤체(μmol/L)	평균(μmol/L)	신생아(명)
생후 4일째	100~800	246.5	99
생후 1개월	200~700	366.7	24

게다가 3~4개월 아기를 대상으로 검사를 해 보니 모유 수유를 하는 아기도, 우유를 먹는 아기도 케톤 수치가 300~400μmol/L로 매우 높았다.

'신생아는 케톤체로 살아가고 있다!'는 가능성은, 에베 선생이 보내온 메일에 쓰여 있듯이 지금까지 대대적으로 조사된 적은 없었다.

케톤체 검사에는 많은 혈액이 필요한데 신생아의 경우 대량으로 채혈하는 일이 매우 어렵기 때문이다.

이번 검사에서 생후 4개월이 지난 아기 역시 높은 케톤 수치를 나타낸 것은 예상 밖의 결과였다. 신생아와 유아의 영양원은 무엇이기에 이런 결과가 나온 것일까?

모유는 30%가 지방산으로, 모유를 먹는 아기는 고농도의 지방을 공급받는다. 그러면 지방의 대사 산물인 케톤체가 높은 수치로 나타나는 이유를 설명할 수 있다. 임신 후기 산모의 혈액이나 출산 시에 얻은 제대혈의 케톤 수치가 높다는 사실을 통해 임신성 당뇨병 관리에 당질 제한식을 적용해도 위험하지 않다는 증거가 쌓이고 있다. 당질 제한이야말로 케톤 수치를 올리는 데 결정적인 영향을 미치고 높은 케톤 수치는 산증을 일으키지 않을 뿐 아니라 건강에 아무런 문제가 없다는 것이 증명되었기 때문이다.

태아 융모의 케톤 수치

실험을 통해 이제 막 태어난 아기와 생후 수개월 된 아기의 케톤 수치가 높다는 사실을 알아냈다. 그렇다면 아기는 언제부터 고케톤 상태인 것일까? 이를 알아보기 위해 태아의 융모 케톤 수치를 측정해 보았다.

융모, 태반, 태아

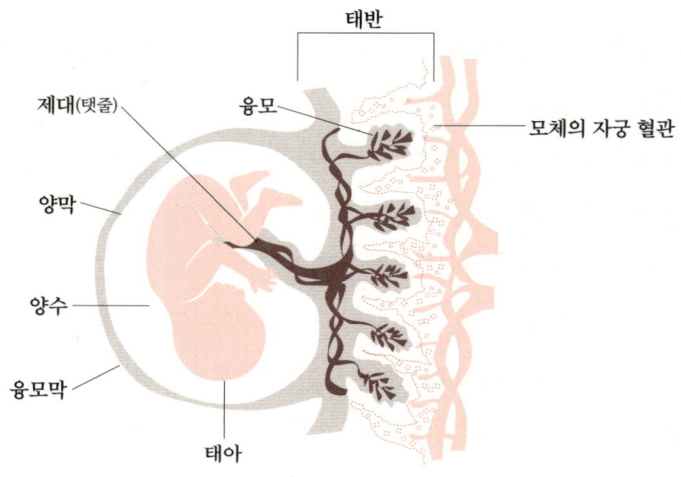

 융모란 배 속에서 아기와 산모를 이어 주는 태반의 한 구조다. 수정란에서 나온 가느다란 뿌리 형태로 착상 후 자궁 내막에 뿌리를 내리고 태반을 형성한다.(임신 12~16주쯤 완성) 태반이 만들어지면 융모는 산모와 태아 사이를 연결하는 혈액 통로가 된다.
 임신 후 어쩔 수 없이 중절할 수밖에 없는 임산부도 존재한다. 보통 태아와 함께 융모도 소파하지만 임산부의 허가를 받아 그 내용액과 융모의 케톤체를 측정했다. 인공 유산된 태아는 높은 케톤 수치를 보였다. 임신 6주에 이미 2000μmol/L 이상 되는 경우도 있었다. 임신 시작부터 태아는 고케톤 상태에 있음을 알게 된 것이다.

자연 유산이 된 융모의 케톤 수치

전체 임신의 10% 정도는 뜻하지 않게 유산된다. 이 경우의 융모 역시 허가를 받아 케톤 수치를 측정해 보았다. 이 경우의 융모도 인공 유산과 같이 케톤 수치를 보였다.

인공 유산의 경우와 같이 6주부터 20주까지 융모의 케톤 수치가 높았다.

16주부터 20주가 넘어 유산된 경우 제대혈의 케톤 수치는 낮은 경우가 많았는데, (그렇다 해도 수백은 되었지만) 융모의 케톤 수치는 높았다. 이것은 매우 흥미로운 결과였다.

40주에 무사히 태어난 아기의 제대혈을 측정해 봤을 때도 케톤체는 정상 수치보다 높았지만 융모의 케톤 수치 정도로 높은 것은 아니었다.

정리해 보면 임신 초기의 융모는 매우 높은 케톤 수치를 나타내는 데 반해 제대혈은 이것의 3분의 1 수준으로 비교적 낮은 수치를 보인다는 것을 알 수 있다.

태아의 케톤 수치

	케톤체($\mu mol/L$)	평균($\mu mol/L$)	태아(명)
인공 유산 융모	600~4500	1930.1	98
자연 유산 융모	600~3600	1643.2	37

태반과 제대혈의 케톤 수치

제대혈은 태반에서 나오는 혈류이기 때문에 처음에는 제대혈과 태반의 케톤 수치를 동일시했다. 그래서 임신 초기의 융모는 높은 케톤 수치를 나타내는데 제대혈은 그보다 낮은 수치를 보이는 것이 이해되지 않았다. 임신 초기의 융모 등은 측정기로는 정확하게 측정되지 않는 것인가?

머리를 짜내며 측정을 거듭한 끝에, 융모라고 해도 혈액이 섞인 경우 케톤 수치가 낮고 혈액을 제거한 뒤 융모 조직만 검사하면 훨씬 높은 케톤 수치가 나타나는 것을 알게 되었다. 임신 6주, 12주, 20주에도 똑같이 2000μmol/L 이상으로 높게 나타났다.

그렇다면 왜 제대혈이나 융모 주위의 혈액은 이보다 낮은 수치를 나타내는 것일까? 처음에는 그 이유를 알 수 없었는데, 태반의 일부를 떼어내 혈액을 빼내고 조직 내부의 체액으로 측정해 보고 나서야 수수께끼를 풀 수 있었다. 태반 조직액의 케톤체 역시

제대혈과 태반 조직 내의 케톤 수치

	케톤체(μmol/L)	평균(μmol/L)	산모(명)
출산 시 제대혈	300~2500	779.2	60
태반 조직 내	1200~5200	2235.0	60

* 제대혈보다 태반 내 조직액의 케톤이 훨씬 높은 결과를 보였음을 알 수 있다.

2000μmol/L 정도의 수치가 검출되었던 것이다.

  이 결과를 통해 케톤체가 태아의 체내에서 만들어지는 것이 아니라 융모(태반)에서 만들어지는 것이라고 추측할 수 있다. 융모의 장기 자체는 태아에 속하지만 자궁에 붙어서 모체로부터 영양을 공급받아 전달하는 장소다. 그렇다면 산모의 높은 콜레스테롤이나 중성지방이 융모에서 케톤체로 바뀌는 것은 아닐까? 그렇다면 융모는 간과 같은 역할을 하는 것은 아닐까?

  그럴 경우 융모나 태반 조직액은 케톤체가 높고 제대혈의 케톤체가 낮은 것에 대해 설명할 수 있다. 융모의 케톤체는 수천이 검출되지만, 제대혈의 케톤체는 수백이 검출되는데, 융모라는 생산 공장에서 케톤체를 많이 만들어 내더라도 출하되어 제대혈에 이르면 낮아지는 것이라고 추측할 수 있기 때문이다.

  태아가 착상된 후 융모가 만들어지면 이것이 태반이 된다. 융모와 태반은 모체로부터 영양이 전달될 때 교환이 일어나는 장소다. 우리는 오랜 세월 동안 이 과정에서 전달되는 영양이 '포도당'이라 믿어 왔다. 이에 우리는 케톤 수치와 함께 혈당 수치도 측정해 보았다. 융모와 태반의 혈당은 표준치이거나 표준치보다 낮은 상태임에 반해 융모와 태반의 케톤체는 정상치의 20~30배에 이르는 매우 높은 수치를 나타냈다. 이는 실로 의미심장한 결과다.

에베 코지 선생에게 보내는 답장

  에베 선생으로부터 받은 질문에 대한 답이 드디어 나왔다. 태아

태반 조직 내와 제대혈의 케톤 수치

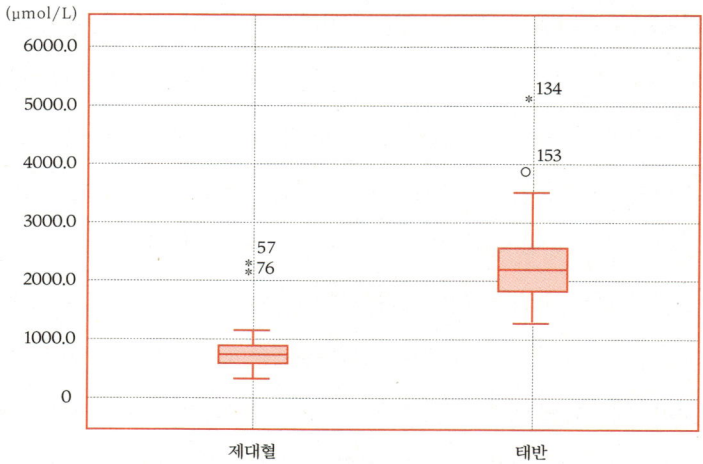

* 태반 내 케톤 수치는 제대혈 케톤 수치에 비해서 높다.

태반 조직 내와 제대혈의 혈당 수치

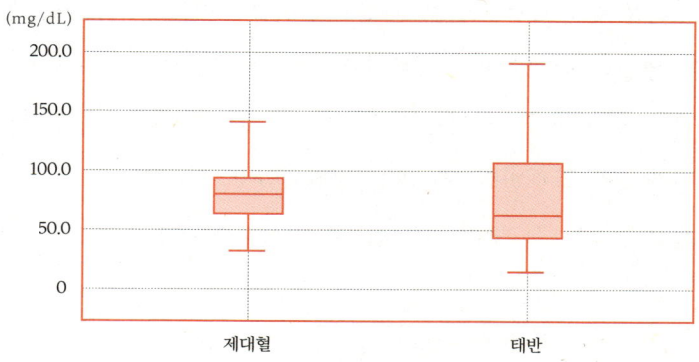

* 태반 조직 내 혈당 수치는 제대혈 혈당 수치와 별다른 차이가 없다.

는 융모에서 만들어진 케톤체를 주된 영양 에너지원으로 한다는 것이다.

이는 다음과 같은 사실을 의미한다.

① 당질이 아닌 지방을 주 영양소로 삼아 온 음식 역사를 암시한다.
② 당질 제한을 비판하는 일본 당뇨병학회의 주장에는 아무런 근거가 없다.

일본 당뇨병학회는 당질 제한식에 대해 '장기적인 식사요법으로 안전성과 관련된 근거가 부족'하고 '케톤 상태를 지속하면 위험'하다는 두 가지 이유를 들어 현 시점에서 추천할 수 없다고 말한다. 그러나 장기적인 근거가 없는 것은 그들이 추천하는 '칼로리 제한식' 역시 마찬가지다. 고케톤 상태가 위험하다는 것 역시 다양한 실험 결과 데이터를 보면 사실이 아님을 알 수 있다.

케톤체가 높으면 지능지수가 낮아진다?

여기서 1991년 미국에서 리초(Rizzo T.) 등이 발표한 「출산 전 모체의 대사와 자녀 지능의 상관관계」라는 논문을 검토해 볼 필요가 있다. 이 논문에서는 "임신 중에 케톤체가 높은 상태에서 태어난 아기는 2~5세 때 지능지수가 떨어진다."라고 주장한다. 이는 일본의 의학계에 큰 영향을 미쳐 '케톤체 악마설'의 뿌리가 된 바 있다. 그러나 상세히 파헤쳐 보면 논문에서 문제 삼고 있는 케톤 수치는 '그룹 ① : 그룹 ② : 그룹 ③ = 140 : 170 : 180 (μmol/L)' 정도의 상당히 낮은 수치 간의 비교다. 더욱이 그룹 ①은 정상 산모, 그룹 ②는 임신성 당뇨병 산모, 그룹 ③은 당뇨병 산모로, 비교의 시작점부터 동일하지 않다.

물론 케톤체의 기준치가 76 미만이니 이것에 비교하면 높다고 할 수 있지만 지금껏 우리가 살펴본 케톤 수치에 비하면 매우 낮은 수치에 해당한다. 게다가 임신 후기의 결과다. 우리의 연구에서 임신 초기 입덧이 심한 산모(잘 먹지 못하는 산모)의 케톤 수치는 3000μmol/L 정도였다. 태아의 뇌는 임신 초기, 중기에 발달하므로 출산 전후의 케톤 수치 140, 170, 180을 비교하는 것은 큰 의미가 없다.

또 데이터 분석에 대한 형평성 문제 또한 고려하지 않을 수 없다. 앞서 임신 후기의 세 가지 케톤 수치의 차이에 대해서는 민감하게 반응한 반면 임신 중기의 케톤 수치 '100 : 130 : 180'에 대해서는 "의미 있는 차이가 없다."고 발표했다.

그들이 의미 있는 차이가 있다고 말한 '140 : 170 : 180'은 통계학적으로 겨우 턱걸이에 걸리는 차이에 해당한다. 이 정도의 케톤 수치로 지능지수가 떨어진다고 잘라 말한다면 명백한 끼워 맞추기라고 할 수밖에 없다.

뇌 형성에 중요한 역할을 하는 시기는 임신 후기보다 초기와 중기로 알려져 있다. 논문에서 제기한 지능지수의 저하는 케톤 수치와 별다른 관계가 없음을 감안할 때, 오히려 당뇨병의 혈당 관리가 잘 되지 않을 때 아기의 지능지수와 연관이 있다고 짐작할 수 있다.

만약 케톤체가 뇌에 악영향을 준다면 '입덧'(잘 먹지 못해 당이 떨어지므로 케톤 수치가 올라가기 쉽다.)을 경험한 산모가 낳은 아기는 모조리 지능 저하의 위험을 안게 된다. 무엇보다도 '고케톤 융모의 태반' 속에서도 태아는 건강하게 성장한다. 고케톤 상태를 모두가 위험하다고 말하지만 아무리 보아도 위험할 이유가 전혀 없다.

혈당 관리의 불량이 원인은 아닐까

앞서 논문에 나오는 세 집단의 산모는 정상 산모 그룹, 임신성 당뇨병 산모 그룹, 당뇨병 산모 그룹이다. 즉 두 개의 그룹은 당뇨병 치료를 받고 있던 집단이다. 케톤 수치가 가장 높았던 군은 당뇨병 산모 그룹이었다. 논문은 다음과 같이 결론짓는다.

"본 실험에서 임신 후기의 모체 지방 대사는 2세 혹은 3~5세 때 아이의 지능과 의미 있는 상관관계가 인정되었다. 2세 때 아이의 정신발달지표 점수가 낮을 수록 임신 후기의 모체 혈중 케톤 수치가 높았고, 3~5세 때의 스탠퍼드비넨 지능검사의 평균 점수가 낮을 수록 임신 후기의 케톤 및 유리지방산 수치가 높았다. 어쨌거나 모친의 대사 제어가 불량한 경우 자녀의 표준 IQ 검사 성적이 낮았다. 본 실험은 모친이 당뇨병 관리에 만전을 다해야 산모와 아이 모두 건강을 누릴 수 있음을 잘 보여 준다. 결국 아이의 나쁜 성적은 산모의 당뇨병 관리 불량과 상관이 있다. 모든 산모가 케톤산증 및 케톤성 저혈당을 피하기 위해 노력할 필요가 있음을 보여 준다."

결론에서 케톤체와 IQ 검사가 음의 상관관계를 나타냈지만 우리가 살펴본 케톤 수치의 측정치로 생각해 보면 이 정도의 케톤 수치가 IQ에 영향을 미친다고 판단하기는 어렵다. 오히려 혈당의 급격한 오르내림이나 빈번한 저혈당 발작 등이 지능 저하의 원인으로 작용했을 가능성을 고려해 봐야 한다.

당시는 당뇨병을 '당화혈색소'와 '공복 혈당'으로 관리하던 시대였다. '식후 고혈당'이나 '평균 혈당 변동폭 증대'에 대해서는 알려지지 않았다. 그러므로 식후 고혈당이나 평균 혈당 변동폭 증대가 지능 저하에 관여했을 가능성을 고려해 볼 수 있다. 또 저혈당과 IQ의 관계 역시 검토하지 않았다. 당뇨병 산모는 저혈당을 일으키기 때문에 이 역시 중요하게 짚어 볼 필요가 있다. 미리부터 '케톤체가 나쁜 것'이라는 선입견을 가지고 진행한 연구인 셈이니 시작부터 잘못되었다고 볼 수 있다.

논문의 주장 자체가 무의미하다

당시 당뇨병 치료 관리법의 최선은 인슐린을 사용해 식후 혈당 수치를 급변시켜 평균 혈당 변동폭 증대를 일으키는 것이었다. 이 시기 당뇨병 환자의 '케톤 수치'는 당질 제한식을 통해 고혈당을 일으키지 않고 평균 혈당 변동 역시 일으키지 않는 환자의 '케톤 수치'와 완전히 다르다. 그러므로 아기의 지능 저하는 불량한 혈당 관리의 가능성을 충분히 고려해야 한다.

결국 '케톤체는 위험하다.'는 과대 해석된 논문의 결론만 떠돌며 많은 의사들에게 '고케톤 공포증'을 불러일으킨 셈이다. 결론적으로 논문의 주장은 아무런 의미가 없다. 케톤체는 위험하기는커녕 소아 중증 간질을 치료하는 등 그 유효성이 증명되고 있다. 뇌신경계를 보호하는 작용을 한다는 문헌이 축적되는 등 케톤체가 '뇌에 좋은 영양원'임이 계속해서 밝혀지고 있다.

케톤체를 '기아의 상징'으로 이해한다면 인간 영양학 세계의 발전을 논할 수 없다. 이제는 케톤체를 '기본 에너지원'으로 생각하는 새로운 인간 영양학 시대가 도래했다고 생각한다.

대가에게 혼나다

첫 학회 발표 후 1년이 지난 2013년 일본 당뇨병임신학회에 태아, 신생아, 산모의 케톤 수치 연구 결과를 논문으로 제출했다. 세간의 관심을 받지 못했던 작년과 달리 우리의 섹션으로 학회장을 비롯한 100명 이상의 군중이 몰려와 "케톤체가 높으면 지능이 저하된다!", "산모에게 당질 제한 따위를 해서 어떻게 책임지려고 하는가!", "이 녀석들을 윤리위원회에 넘겨라!", "처벌해라!"라고 외치기 시작했다.

당뇨병임신학회에서 발표했을 때도 "케톤체가 상승하면 태아는 기형, 지능 저하를 일으킨다."는 규탄에 가까운 발언이 이어지는 소동이 있었다.

비난의 화살을 맞는 와중에도 우리는 1년 동안 신생아, 제대혈 등의 케톤체를 측정했다. 그 연구 성과를 이번 학회에서 발표하고자 한 것이다.

학회 개최 전날 밤 친목회가 열렸다. C 선생은 학회 창립 이래 학회의 모든 운영을 도맡아 온 분이었다. 30년 전 연수의로 근무하던 이타바 시의 병원에서 C 선생의 요청으로 임상 연구를 했던 경험이 있어 그에게 인사를 할겸 다가갔다.

"선생님, 안녕하세요! 저의 이번 연구에서 태아, 신생아의 케톤 수치가 매우 높은 것으로 밝혀졌는데, 이에 대해 어떻게 생각하십니까?"

"뭐라고? 케톤체! 당연히 나쁜 거지요! 태아? 태아와 관련한 거라면 산부인과전문의에게 물어보세요!"

그는 서슬 퍼렇게 화를 냈다. 내 연구에 대해 전혀 들으려 하지 않았다. 예상하지 못한 바는 아니었다. 오랜 세월 임신성 당뇨병을 연구해 온 C 선생은 "임신성 당뇨병은 인슐린으로 완벽하게 관리할 수 있다."고 주장해 왔다. 그는 내게 "당질 제한 따위는 절대로 인정할 수 없다."고 말했다.

케톤체에 대해서 당뇨병전문의일수록 새로운 연구 결과를 수용하지 않으려는 태도를 보인다. 새로운 연구 결과를 마음을 열고 봐주길 바랐지만 그는 역시 유연한 입장을 취하지 못했다.

발표 날의 큰 소동

학회 발표 당일이 되었다. 우리의 연구는 중요하지 않은 것으로 폄하되어 공식석상의 발표마저 허락되지 않았다. 나와 함께 당질 제한을 연구한 나가이 마더스 병원의 나가이 히로시 선생과 마츠모토 모모요 영양 관리사 역시 마찬가지였다.

　발표 시간도 5분으로 짧았고 한 사람당 두 명의 질의밖에 주어지지 않았다. 공식 발표회장은 200명 정도 들어갈 수 있지만 우리가 발표한 곳은 많아야 15명 정도 들어갈 수 있는 공간이었다. 청중도 적고 한산한 분위기 속에서 발표가 시작되었다. 그런데 발표 중반이 지나자 웬일인지 청중이 늘어나기 시작했다. 발표가 끝날 무렵에는 "당질 제한 따위는 허용할 수 없다!", "아이가 발달 장애아가 된다!"는 아우성이 들렸다. 그때 큰 소리로 화를 내며 학회장을 맡고 있는 D 대학의 E 교수가 등장했다. 학회장은 도깨비처럼 얼굴을 붉히며 다가왔다.

　당질 제한이 좋은가 나쁜가가 내 연구 발표의 관건은 아니었다. 태아와 신생아의 혈액을 조사해 보니 케톤 수치가 매우 높게 나타났다는 것이 내 발표의 포인트였다. 당질을 제한하지 않고 일반식을 하는 산모도 높은 수치를 보였다는 내용이 중요했다.

　학회장은 내 발표를 듣지도 않고 폭언을 반복했다. 큰 소동이 벌어진 발표회장은 순식간에 100명이나 불어나 발 디딜 틈이 없을 정도로 대성황을 이루었다. 말초신경이 자극되는 순간이었다.

　"안 그래도 당뇨병 산모가 출산한 아이는 장애아가 많은데……." 하는 소리까지 들렸다. 식품 교환표의 편집을 해 오던 F 교수였다. 사실 그 원망은 바로 우리가 하고 싶은 말이었다. 잘못된 당뇨병 치료법의 결과로 그리된 것인데 누가 누구에게 책임을 전가하려 하는 것인가?

결국 학회장은 우리를 윤리위원회에 넘겨야 한다고 소리 질렀다. 이들에게 의학을 맡겨 놓으면 제자리걸음만 하겠구나 하는 안타까움이 밀려왔다.

발표가 끝난 후 우리는 치열한 전투로 너덜너덜해졌지만 일본 당뇨병임신학회의 심장부에 큰 충격을 가했다는 사실에 자부심을 느꼈다. 우리는 내년 학회에도 참석해 끝까지 싸우자는 전의를 불태웠다. 이론적으로나 임상적으로나 우리가 틀리지 않았음을 알고 있었기 때문이다. 우리는 산모를 위해서도, 당뇨병 환자를 위해서도 잘못된 점을 바로잡아야 한다고 결의했다.

산부인과의사로부터의 뜨거운 반응

일본 당뇨병임신학회가 끝나고 4개월이 지난 2014년 3월 나는 일본 산과부인과학회에서 '임신성 당뇨병에 적용 가능한 당질 제한식과 고케톤 혈증의 안전성 검토'라는 주제로 발표를 했다. 이 역시 일본 최초의 발표였다.

이번 역시 공식석상은 허용되지 않았다. 산부인과의사가 당뇨병에 해박한 경우는 드물기 때문에 큰 관심을 받을 거라고는 기대하지 않았다. 내과의사가 중심인 일본 당뇨병임신학회 때와 같이 욕설을 퍼붓는 의사나 이성을 잃고 공격하는 의사 역시 없었다.

좌장이 "요즘 유행하는 당질 제한입니다."라며 우리를 소개했다. 우리는 윤리위원회의 존재 등에 대해 질문받았고, 미국 당뇨병학회가 당질 제한을 인정하는 대상은 산모가 아니라 성인 당뇨병이라는 점에 대해 지적받았다. 충분히 합리적인 이의 제기라 생각했다.

그러나 태반 내 케톤체 농도가 높다는 점에 대해 "당분을 주사하지 않았기 때문이다."라고 주장하는 좌장의 의견을 듣자니 매우 난처해졌다. 이것이 일본에서 최고라고 인정받는 의학자의 의견이었다. 여기서도 케톤체는 기아의 상징이었다.

한편 좌장은 "칼로리 제한을 하지 않아도 되는 것은 좋군요.", "체중이 줄었다는 사실은 매우 흥미롭습니다.", "임신 전에 당질 제한을 하면 좋겠네요."라고 하는 등 호의적인 목소리를 냈는데, 이는 '당질 제한의 매력'을 일부 느꼈기 때문이라고 생각한다.

학회가 끝난 뒤 나는 몇몇 산부인과의사로부터 "무네타 선생님의 의견을 지지합니다."라는 내용의 메일을 받았다. 기쁘고 감사한 마음이었다.

임신성 당뇨병은 신기한 병이다. 임신을 하고 나서 당뇨병을 알게 되면 대부분 내과에 의뢰되어 관리에 들어간다. 내과에서는 식사요법으로 관리가 되지 않을 경우 인슐린을 개시한다. 인슐린은 '비만 호르몬'(인슐린은 혈당을 낮추는 동시에 중성지방으로 전환시켜 저장하는 작용을 활성화시키며, 중성지방을 분해하는 작용을 억제한다.)이기 때문에 비만과 인슐린 증가 사이에 싸움이 시작된다.

앞에서도 밝혔듯 임신성 당뇨병은 인슐린은 분비되고 있는데도 인슐린이 제대로 작동하지 않아서 혈당치가 오르는 병이다. 따라서 인슐린을 맞아도 컨트롤되지 않는다. 인슐린을 대량으로 사용해도 어찌할 수 없는 것이다. 그러므로 애당초 혈당치를 높이는 당질을 먹지 않으면 된다. 그것으로 충분하다. 예를 들어, '그쪽으로 가면, 안 된다.'는 경고를 '그쪽으로 가면 위험할 수도 있다.'고 인식하는 것과 같다. 당질을 먹고 혈당치가 올라간다면, 인슐린이 분비되어도 혈당치가 컨트롤되지 않는다면 왜 당질을 제한하는 방식은 고려하지 않는가?

이유는 하나다. '당질을 인간 영양소에서 없어서는 안 될 존재'로 여겨 왔기 때문이다. 그러나 인간의 역사를 파헤쳐 볼 때 정제된 당질이 풍부한 식생활을 한 것은 최근 50년 정도에 불과하다.

가벼운 임신성 당뇨병에서 본격적인 당뇨병으로

중증 임신성 당뇨병이 되면 산부인과의사도 그 관리를 내과에 일임한다. 따라서 산부인과의사는 당뇨병 치료에 내과의사만큼 관여하지도, 알지도 못한다.

그렇기 때문에 태아가 더 크기 전에 어느 정도에서 선에서 아이를 낳게 하는 경우가 많다. 그 결과 유도분만이 많고, 제왕절개가 증가하며, 연령이 높은 경우 '임신 고혈압 증후군'으로 합병증을 일으키게 된다. 결국 의료적인 개입이 눈덩이처럼 불어난다.

그중 일부는 가벼운 임신성 당뇨병에서 시작해 1형 당뇨병으로 발병한다. 1형 당뇨병의 20%가 임신을 계기로 발병하고 있다.

그러나 당질 제한을 하면 임신성 당뇨병 산모도 일반 산모가 되는 경우가 많다. 체중도 쉽게 관리되어 비만한 경우 체중이 줄어든다.

당질 제한식을 도입했더니 제왕절개가 줄었고, 유도분만이 거의

저자가 운영하는 클리닉에서의 제왕절개율 변화

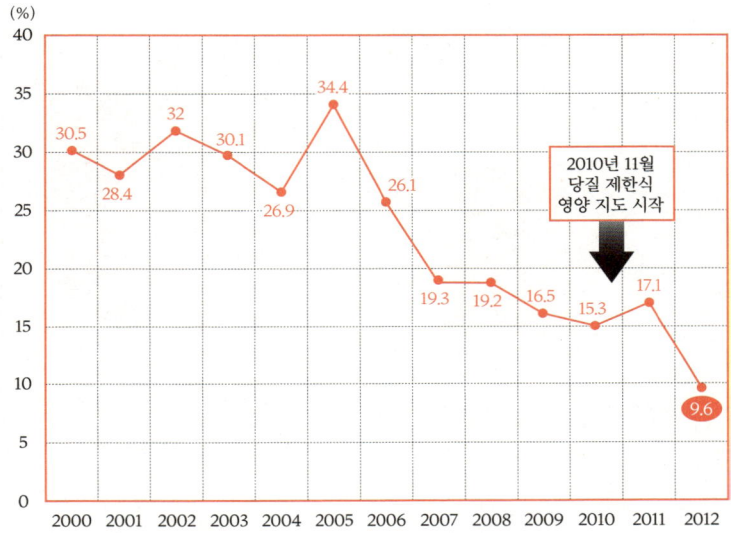

없어졌으며, 임신 고혈압 증후군이 줄어들었다. 혈압이 내려가는 일은 당질 제한식에서 나타나는 대표적인 현상이다. 그 이유로 자연분만이 자연스럽게 증가하게 된다.

그럼에도 일본 의학계에 이 사실이 알려지려면 꽤나 많은 시간이 필요하겠다는 생각이 든다. 오히려 인터넷을 통해 정보를 습득하고 커뮤니티를 형성하여 당질 제한을 하고 있는 사람들이 훨씬 더 훌륭한 연구를 하고 있는 듯하다. 의사 특히 당뇨병전문의나 영양 관리사 쪽이 오히려 기존 개념에서 벗어나지 못하고 있다.

산모 체중 증가량과 출산아 체중(일반식과 당질 제한식의 비교)

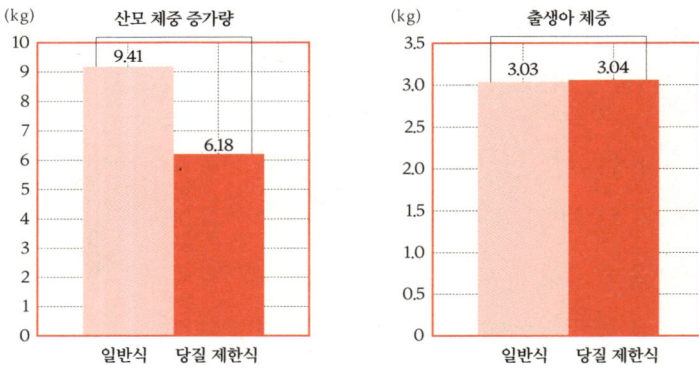

* 당질 제한식의 경우 산모의 체중 증가는 줄지만, 출생아의 체중은 일반식의 경우와 거의 같아 당질 제한이 태아의 성장에 별다른 영향을 미치지 않는다는 것을 알 수 있다.

당질 제한에 관심을 받기 시작하다

2015년 1월 10일 교토에서 열린 일본 병태영양학회에서 나는 태아태반케톤체연구에 대해 발표했다. 이번 역시 공식석상에서 발표하지는 못했다. 나는 학회의 마지막 날 저녁 7시 발표에 배정되었다. 이 경우 들어주는 사람이 별로 없기 때문에 걱정이 앞섰다. 그런데 이게 웬일인가? 발표회장에 도착하니 사람들이 새까맣게 몰려 있었다. 공동 연구자인 에베 코지 선생과 환자들에게 당질 제한식을 추천하는 동료 의사들의 얼굴도 보였다. 나는 당질 제한으로 임신성 당뇨병 산모나 당뇨병 산모를 관리하여 양호한 결과를 낳은 증례를 보고하였다. 케톤 수치는 상승했지만 산증이 발생하지 않았고 위험한 상태가 없었다는 내용이 주를 이루었다. 제대혈이나 임신 초기 융모 등의 높은 케톤 수치 결과도 함께 보고했다. 초기 태반인 융모는 높은 수치의 케톤체가 검출되지만 제대혈의 케톤체는 그보다 낮다는 사실도 포함했다.

이번 발표는 낮은 케톤 수치의 제대혈과 높은 케톤 수치의 융모, 태반 안의 조직을 깊이 있게 들여다 본 것이었다. 제대혈이 300μmol/L 정도라면 태반 내부는 3000μmol/L 정도의 고농도 케톤체가 검출된 것이다. 임신 초기에도 융모의 케톤체는 2000μmol/L 이상 검출되었다. 이 수치는 20주 이후에도 지속되었다.

제대혈 채혈이 가능한 14~20주의 태아 케톤체는 융모 케톤체보다 낮아서 세 자리 수를 유지한다. 출산 당시 제대혈의 농도가 높기는 하지만 초기 융모에 비하면 상당히 낮은 수준이다. 유산된 태아의 심장 박동이 멈추어도 융모와 태반에서는 높은 케톤체가 검출된다. 나아가 같은 방식으로 태반 내부와 제대혈의 혈당치도 측정해 보았더니 표준치가 나왔다.

이것이 무엇을 의미할까?

앞에서도 설명했듯이 융모와 태반 내에서 케톤체가 만들어지는 것을 시사한다.

'난황낭'이라는 영양 주머니가 조혈하는 임신 초기에는 큰 핵을 가진 적혈구로 태아를 지칭한다. 이 때는 포도당 에너지가 필요 없다. 이후 12주경이 되어 적혈구의 핵이 사라지고 미토콘드리아가 없어지면 비로소 당질을 필요로 하는 시기가 찾아온다. 그렇다 해도 포도당을 스스로 만들어 내는 '당 신생성(간에서 아미노산 등을 이용해서 포도당을 만들어 내는 작용)'으로 공급할 수 있고 그것은 매우 소량의 당질로도 충분하다.

우리는 임신 초기에는 융모에서, 중기에서 후기까지는 태반이라는 기관에서 고농도의 케톤체가 검출된다는 것, 또 그곳에서 제대혈을 통해 태아에게 케톤체를 보낸다는 것, 제대혈과 태반 조직 내에는 열 배 가까운 케톤체의 농도 차가 있다는 것을 알 수 있었다.

태어난 지 4일이 된 아기도 평균 240μmol/L의 케톤체를 보였고, 2~4개월 후에도 300~400μmol/L의 케톤체가 검출되었다. 이를 통해 신생아기부터 유아기까지 케톤이 높은 시기라는 사실도 발표했다.

이를 통해 나는 태아나 신생아가 포도당이 아닌, 고케톤 환경에서 성장하고 있다는 사실을 밝혔다. 이것은 실로 커다란 발견이다. 태아, 신생아가 무엇을 영양으로 삼아 살아가고 성장하는지 발견해 내 사람들에게 가르쳐 준 것이다.

케톤 중심의 역사

이쯤에서 중요한 포인트 두 가지가 있다. 지금까지는 '포도당이 중요한 에너지원'이라고 알려져 왔지만 사실 인간은 발생 초기부터 케톤체로 살아가고 있다는 사실, 또 하나는 이처럼 높은 수준의 케톤 환경에서도 태아가 잘 지낸다면 '케톤체가 위험하다.'는 지금까지의 주장은 틀렸다는 것이다.

무엇보다도 "고케톤체는 기형으로 이어진다."라든지 "케톤체가 높은 채로 임신 후기를 관리하면 아이가 지능 저하를 일으킨다."라는 주장을 하는 논문이 얼마나 무의미한지 증명했다.

이는 한층 더 심오한 명제에 답을 줄 수 있게 되었다. "인간은 주로 무엇을 먹고 살아 왔는가?"에 관한 질문이 그것이다.

태아도 신생아도 케톤체를 에너지원으로 사용하고 있다면 탄수화물 중심의 유아기 이유식과 소아기 식사도 바꾸어야 하는 것은 아닐까?

유아나 소아기의 인간뿐만이 아니다. 인간은 고대에서부터 케톤식을 중심으로 살아온 것은 아닐까?

지금의 영양학은 맞는 걸까?

영양학에서 말하는 탄수화물을 60% 섭취하라는 기준은 과연 적절한 것일까? 최근 유행하기 시작한 당질 제한은 단백질이나 지방을 충분히 먹도록 격려하는 경우로, 이는 곧 '케톤체를 중심으로 하는 식사법'을 의미한다.

우리가 발견한 '태아, 신생아의 고 케톤체 환경'을 근거로 삼으면 이 식사법은 합리적인 적합성을 갖추게 된다.

이는 영양만의 문제는 아니다. 인류가 직면한 의료를 둘러싼 많은 과제에도 큰 영향을 미치게 된다.

에베 코지는 당질에 의존하는 생활습관이 다양한 질환의 원인이 되었다고 지적한다. 알츠하이머 분야에도 당질 과다의 식생활이 원인이라는 설이 나오고 있다. 정신과 영역에서는 우울증 등과 관련하여, 치과 영역에서는 치주병 등과 관련하여 그리고 암 영역에서도 당질과의 관계에 대한 연구가 시작되었다.

part 03
케톤체의 새로운 정의

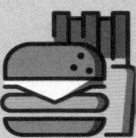

우리는 '균형 잡힌 식사'라는 표현을 자주 사용한다.
여러 가지를 평균적으로 먹는 것이 균형 잡힌 식사고
그것이 옳다고 생각하는 사람이 대부분이다.
그런데 판다는 무엇을 먹는가?
코알라는 무엇을 먹고 사자는 무엇을 먹는가?
판다가 육식을 하고 사자가 채식을 하면 그들의 건강에 좋을까?
이렇듯 주식과 부식 양쪽을 골고루 먹으면 균형이 맞을까?
이것은 모두 인간이 만들어 낸 개념일 뿐이다.

01
케톤체란 무엇인가

지금까지 읽어 온 사람들이라면 적어도 이 사실에 대해서는 정확하게 알고 있을 것이다.

'케톤 수치가 높다는 것은 건강이 위험하다는 신호가 아니다.'

의심할 여지가 없다. 덧붙여 '케톤체는 인간 에너지의 원천이다.'는 사실 역시 부정할 수 없을 것이다. 실제로 인간은 두 종류의 엔진, 즉 포도당 엔진과 케톤 엔진을 장착하고 있다. 지금부터 자세히 살펴보겠다.

다양한 장기 조직의 에너지원

케톤체(Ketone body)란 지방산 또는 아미노산의 대사 산물로, 아세톤, 아세토아세트산, 베타히드록시부티르산을 총칭한다. 케톤체는 지방산이 분해될 때 간에서 만들어져 혈액으로 흘러간다. 이중 베타히드록시부티르산은 케톤기가 없기 때문에 엄밀히 말하면 케톤체가 아니지만 의학과 생리학 분야에서 케톤체로 분류해 오고 있다.

케톤체는 심장, 골격근, 신장 등 다양한 장기의 일상 에너지원으로 이용되고 있다. 인체에 항상 존재하는 것으로 독성이 없다.

기초 대사의 많은 부분을 차지하는 골격근이나 심장의 에너지원 대부분이 '지방산과 케톤체'다. 다시 말해 우리는 하루 24시간 내내 '지방산과 케톤체' 에너지 시스템을 이용해 살고 있다. 그런데도 많은 의사들은 케톤체가 소변이나 혈액 중에 검출될 경우 기아라고 진단하거나 당뇨병을 악화시킨다고 설명한다. 인체에 해롭지 않을 뿐만 아니라 오히려 중요한 역할을 하는데도 독소나 악마처럼 생각한다.

지방이 연소되면 케톤체가 나온다

혈중 케톤 기준치는 76~122μmol/L(우리 책에서는 혈중 케톤 기준치를 76μmol/L으로 보지만, 그 기준치는 검사 업체에 따라 조금씩 다르다. 대체적으로 76~122μmol/L 정도로 상한선을 형성하고 있다. ─ 옮긴이)로 정하고 있지만 이것은 어디까지나 '하루 세 끼 이상 당질을 섭취하고 있는' 조건하의 기준이다.

당질을 먹지 않으면 혈중 케톤체가 상승한다. 그러므로 식사 내용에 따라 그 기준치가 달라져야 한다. 하지만 여태껏 별달리 논의된 적이 없다 보니 수치가 높으면 이상한 것으로 간주해 버린다.

버터 섭취에 따른 변화

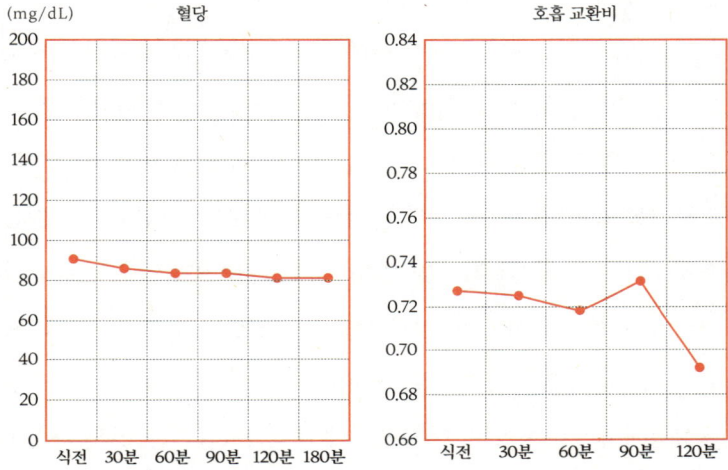

* 호흡 교환비란 생체에 있어서 호흡할 때 배출되는 이산화탄소와 흡입한 산소의 비율을 말하는 것으로 생체 내의 대사 물질에 따라 변화한다. 당질이 연소되면 약 1.0, 지방을 연소하면 0.7 정도가 된다. 이 실험에서 피험자들의 인체는 공복 상태에서도, 버터를 먹고 난 후에도 계속해서 지방을 연료로 사용했음을 알 수 있다.

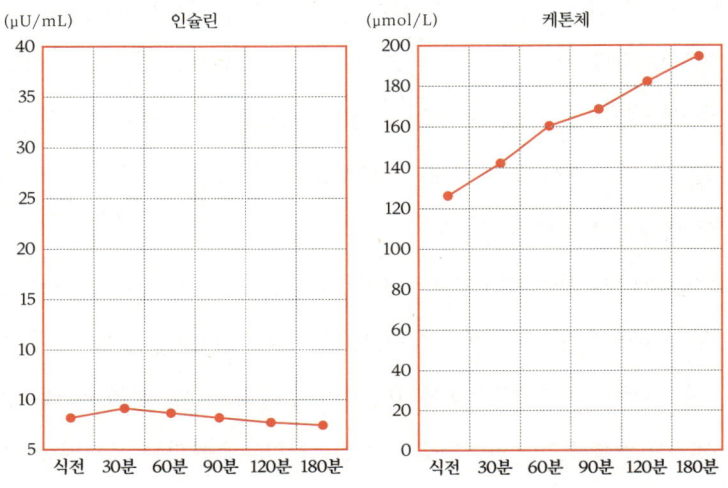

케톤체는 당질을 제한하고 지방을 섭취할 때 상승한다. 당질과 지방을 같이 먹을 경우에는 결코 상승하지 않는다.

앞의 도표는 토오카이 대학 명예교수 오오구시 요오이치의 지도를 받아 시행한 지방 부하 실험의 결과다. 버터 50g을 섭취한 뒤 상승하는 케톤체를 살핀 것으로, 건강한 사람과 당뇨병 환자 16인의 평균치를 측정했다. 전날부터 금식을 했기 때문에 이미 높은 케톤 수치에서 시작했는데 지방을 섭취하니 케톤 수치가 더욱 빠르게 상승했다. 실험 결과를 보면 혈당 상승이나 인슐린의 분비는 없고 오로지 케톤체만 상승한 것으로 나타났다.

실험에서 알 수 있듯이 '지방이 혈당을 올린다.'는 것은 과감하게 말하면 헛소리에 지나지 않는다. 결국 당뇨병 환자를 위한 '칼로리 제한' 교육은 완전히 틀렸음을 알 수 있다. 지방은 결코 나쁜 것이 아니다. 단식 중이거나 당질 제한식을 할 경우 '지방산 케톤체' 에너지 체계가 활성화되어 혈중 케톤체는 보통 2000~4000μmol/L 정도로 상승한다. 그러나 일 년 내내 당질 제한식을 계속하는 경우 총 케톤체는 300~1400μmol/L 정도로 안정화되고 효율이 좋은 엔진이 돌아가면서 케톤 수치가 떨어지기 때문에 초기와 달리 소변에서 케톤이 검출되지 않는다.

인간은 당 대사(포도당과 글리코겐) 엔진과 케톤체 대사(지방산과 케톤체) 엔진 두 가지를 장착하고 있다. 당 대사 엔진은 매 끼니 식사를 통해 얻는 당질뿐만 아니라 간에서 글리코겐을 분해하거나 당 신생성(간에서 일어나는 당분 합성 과정)으로 얻어지는 포도당을 에너지원으로 사용한다. 지금까지는 이 '당질 엔진'이 인체의 기본 엔진이라 알려져 왔다.

케톤 엔진의 우수성

지금부터 당 대사 엔진과 케톤체 대사 엔진의 특징에 대해 자세하게 살펴보자.

당질 엔진은 200~300g 정도의 글리코겐이 체내에 저장된 것으로 고작 해 봐야 1000kcal 정도밖에 되지 않는다.(탄수화물은 1g당 4kcal의 열량을 낸다.—옮긴이) 그래서 외부에서 공급해 주지 않으면 12시간 만에 없어진다.

그에 비해 케톤 엔진의 저장 지방은 압도적으로 많다. 체중 60kg에 체지방률이 20%인 경우 12kg의 지방을 저장하고 있으므로 108,000kcal(12000g×9kcal/g)가 된다.(지방은 1g당 9kcal의 열량을 낸다.—옮긴이) 이 정도의 저장 양이면 하루 2000kcal를 소비해도 50일 이상 생활할 수 있다. 그러므로 아침을 생략하거나 가끔씩 음식을 먹을 수 없는 날이 이어져도 심장이 멎고 호흡 근육이 정지하고 걷는 근육을 쓸 수 없게 되는 일 등은 일어나지 않는다. 바로 이 '지방을 이용한 에너지'가 케톤체 엔진이다.

다른 생물의 경우 케톤체의 작용이 더 확실하다. 겨울철 시베리아를 향해 날아가는 철새들은 어떤 에너지로 움직이는지 생각해 보자. 당질 엔진은 효율이 떨어져서 오랫동안 사용할 수 없기 때문에 저장된 지방을 태우며 비행한다. 동물의 신체에 저장된 에너지원은 지방으로 구성된 경우가 많고, 당질은 잠깐씩 사용하는 에너지원으로 빈번하게 보급하지 않으면 금방 고갈된다.

알에서 태어나는 양서류, 파충류, 조류는 포유류보다 먼저 발생했고 포유류는 이들을 토대로 진화해 왔다. 알에서 태어나는 동물의 경우 당질이 없는 조건에서 알의 성장과 부화가 진행된다. 이렇듯 생명체의 발생에 깊이 관여하고 있는 것은 포도당이 아니라 지방이다.

지금까지 케톤체 엔진은 '금식 등 당질 엔진이 작동하지 않을 때나 쓰이는 보조 엔진' 쯤으로 여겨졌다. 그러나 지방산을 이용하는 엔진이야말로 심장 근육이나 골격근을 움직이는 에너지로 수면 중이거나 공복 시에도 조용하지만 꾸준하게 작동한다.

지방산과 케톤체는 세포 내 미토콘드리아에서 대사되기 때문에 미토콘드리아가 없는 적혈구의 경우 포도당만을 사용한다.

그 밖의 장기, 예를 들어 '뇌'도 케톤체를 사용한다. 지방산은 분자량이 크기 때문에 혈액과 뇌의 장벽을 통과하지 못하지만 케톤체는 통과할 수 있고 뇌신경계는 포도당보다 케톤체에 친화적이다. 심지어 케톤체가 뇌를 보호한다는 사실도 최근 밝혀졌다.

뇌는 포도당밖에 사용할 수 없다?

농림수산성 홈페이지 '아침밥을 먹지 않으면?'이라는 페이지에는 다음과 같은 내용이 있다.

뇌는 한밤중에도 저녁식사에서 얻은 포도당을 사용하여 활동한다. 그러므로 아침에는 뇌가 에너지 부족 상태에 있다. 아침에 뇌를 위한 에너지를 제대로 보충해 주지 않으면 집중력이 떨어지고 초조해진다. 유일한 연료인 포도당을 확실하게 공급해 집중력을 높여야 한다. …… 뇌 활동 에너지는 주로 포도당으로 인체 내부에 대량으로 저장할 수 없다. 다시 말해 공복 상태인 아침의 뇌는 에너지 결핍 상태로……. …… 아침밥을 제대로 먹지 않으면 뇌 에너지가 부족해지고 집중력, 기억력도 저하된다.

이것은 우리 몸이 포도당 엔진으로만 움직인다고 해석한 대표적인 주장에 해당한다. 나는 당질 제한식을 7년 이상 지속하고 있고, 1일 1식으로 아침과 점심은 건너뛰고 주로 커피만 마시는데, 공복감 없이 출산과 수술, 외래 진료를 도맡아 하고 있다. 그러는 7년 동안 아픈 데가 특별히 없었다. 아침을 먹지 않으니 오히려 오전 시간에 머리가 맑고 쾌적하다. 농림수산성 홈페이지에 등장하는 '아침 에너지론'은 나의 경험에서 보면 완전히 틀렸다고 볼 수 있다.

케톤체의 새 정의

그러면 이쯤에서 포도당 엔진과 케톤체 엔진에 관한 지금까지의 논의를 정리해 보겠다.

1. 기존의 사고방식 - 뇌는 포도당만을 사용한다

우리 뇌는 포도당밖에 사용할 수 없다. 따라서 '포도당=당질=탄수화물'을 반드시 먹어야 하고 영양 균형을 위해 탄수화물 60%를 섭취해야 한다. 지방산은 뇌의 장벽을 통과하지 못하므로 뇌는 지방산을 에너지원으로 이용할 수 없다.

2. 조금 진보한 사고방식- 케톤체는 보조 엔진이다

사람의 신체는 포도당을 사용하는 엔진과 지방을 분해한 케톤체를 사용하는 엔진을 가지고 있다. 포도당이 고갈된 상태에서 지방산이 연소할 때 간에서 케톤체라는 물질이 생성된다. 보통은 포도당 엔진을 사용하지만 금식 등의 특수한 상황에 처하면 케톤체 엔진을 사용한다. 케톤체는 기아 상태나 비상시를 위한 보조 엔진, 즉 제2의 엔진이라 할 수 있다.

3. 우리가 이끌어 낸 새로운 사고방식- 케톤체는 핵심 엔진이다

케톤체 엔진은 기아 상태뿐 아니라 평상시에도 움직인다. 혈당이 정상치인 80mg/dL에 있을 때도 포도당 엔진이 돌아가듯 케톤체 엔진 역시 76μmol/L라는 기준치에 있을 때도 작동한다. 지방이 분해되고 대사되는 한 에너지는 발생한다. 주된 장기는 심장이나 골격근으로, 수면 중에는 주로 케톤체 엔진이 돌아간다.

지금까지 뇌는 포도당밖에 쓸 수 없기 때문에 포도당이 꼭 필요하다고 말하는 전문가가 많았다. 하지만 사실상 뇌는 케톤체를 매우 좋아하기 때문에 에너지원으로 더 적합하다. 소아의 중증 간질에 케톤식이 효과적인 것이 드러났고, 최근에는 건망증이나 알츠하이머, 치매 등의 뇌 위축, 퇴화에 케톤식이 주목받고 있는 것도 이와 비슷한 맥락이라고 볼 수 있다.

인간의 역사를 되돌아보면 식재료가 넘쳐 났던 시기는 거의 없었다. 굶주림과 사투를 벌이며 기근에 대비하기 위해 지방을 섭취하면서 효율 좋은 지구력 에너지로 케톤체 엔진이 사용되었으니 실제로는 '비상시'에 작동하는 엔진이 아니라 '주요 엔진'이라고 볼 수 있다.

최근 당질이 풍부해져 양껏 먹을 수 있게 되다 보니 포도당을 이용한 엔진을 일상적으로 사용하게 되었다. 그러나 당질을 다 써 버릴 수 없을 정도로 과다하게 섭취하다 보니 지방으로 축적되면서 비만이나 당뇨병이 증가했다.

인체에 '혈당을 낮추는 호르몬'이 인슐린 하나밖에 없다는 것을 주목할 필요가 있다. 반면 '혈당을 올리기 위한 호르몬'은 다섯 가지나 존재한다. 인간의 역사가 풍부한 음식을 전제로 하지 않았기 때문에 저혈당으로 고생하지 않고자 안전장치를 여러 개 마련해 놓은 것이다.

뇌에 있어서 케톤체는 포도당보다 큰 에너지원이다. 지방산의 경우 같은 양의 재료에서 나오는 에너지의 크기가 포도당과는 완전히 다르다. 결국 케톤체는 굉장히 효율적인 에너지라고 볼 수 있다.

02
케톤산증의 누명

화재(산증) 현장에 달려갔더니 케톤체가 많았다. 그래서 화재 원인을 케톤체로 특정했고 '케톤산증'이라고 이름 붙였다. 그러나 실상은 인슐린이 모자라 포도당을 에너지로 쓸 수 없는 화재 현장에서 케톤체가 앞장서 스스로 에너지가 되면서 필사적으로 몸을 구해냈다. 케톤체는 화재를 진화한 소방관이었지만 억울하게도 범인의 누명을 뒤집어쓴 것이다. '당뇨병성 케톤산증'이란 본디 '인슐린이 부족한 고혈당 제어 불능 상태'로 케톤체와는 아무 관련이 없다. 따라서 '케톤'이라는 글자를 빼고 '당뇨병성 산증'으로 불러야 한다. 케톤체 입장에서 이런 억울한 상황이 또 있을까?

케톤산증이란 어떤 상태인가?

그렇다면 케톤체가 위험하다고 매도하는 의사들이 가장 두려워하는 '케톤산증'이란 도대체 어떤 상태를 말하는 것일까? 나의 환자의 경우 1형 당뇨병으로 케톤 수치가 5000μmol/L가 넘어도 전혀 위험하지 않았다. 2형 당뇨병으로 케톤 수치가 5000μmol/L가 넘는 환자도 있었고 정상 산모가 7000μmol/L를 넘기며 출산한 경우도 있었다. 하지만 보통은 이런 수치가 되면 대개 '케톤산증'이 된다고 주장한다.

여기서 공식 견해를 살펴보자.

케톤산증이란 케톤체의 축적에 의한 체액의 pH가 산성화되는 상태를 말한다. 케톤체는 간에서 지방을 분해할 때 만들어져 혈액 중으로 방출된다. 체내에 케톤체가 증가하는 상태를 케톤증이라 하며 특히 아세토아세트산과 베타히드록시부티르산은 비교적 강한 산에 해당해 케톤산증을 일으킨다.

케톤산증은 감기나 독감 등에 걸렸을 때나 강한 스트레스를 받은 상황 등 혈액이 체조직보다 더 산성일 때 급격하게 발생한다. 당뇨병성 케톤산증은 주로 1형 당뇨병 환자에게서 나타난다. 인슐린이 부족한 상태에서 포도당 대신 지방 대사가 항진되면서 케톤체가 만들어진다. 1형 당뇨병 환자에게 인슐린이 충분히 보충되지 않으면 혈당이 계속 올라가고 케톤체가 혈액 중에 축적되어 케톤산증을 초래한다. 이 상태에서 세포가 손상을 받고 여기에 탈수까지 더해지면 의식 장애(케톤산증 혼수)를 일으킨다.

최근 청량음료를 많이 마셔서 당뇨병성 케톤산증에 빠지는 심각한 문제가 일어나고 있다. 대용량 페트병에 든 청량음료를 마시면 생긴다고 해서 페트병 증후군(청량음료 케톤증)으로 이름 붙여졌다.

「일본약학회의 HP약학용어해설」

여기에는 두 가지 오류가 있다. 당질을 제한하면 혈당은 상승하지 않고 케톤체만 상승한다. 보통 2000μmol/L 정도 오르고 많을 때는 5000μmol/L에서 7000μmol/L까지 오른다. 그러나 케톤체가 높아진다고 해서 산증 상태가 일어나는 것은 아니다.

산증(산성혈증)이란 혈액의 산성도가 매우 높아진 상태로 오심, 구토, 피로감이나 무력감, 졸림, 심한 경우 결국 혈압이 떨어져 쇼크, 혼수, 사망에 이른다. 그러나 이런 증상은 케톤 수치가 수천이 된다고 해서 일어나지 않는다.

즉 "아세토아세트산과 베타히드록시부티르산은 강한 산에 해당해 케톤산증을 일으킨다."는 것은 잘못된 정의라고 볼 수 있다. 내가 돌본 환자들의 혈당은 케톤체가 높을 때에도 정상 수치를 나타냈다. 반면 '당뇨병성 케톤산증'이라 불리는 상태는 반드시 고혈당일 때 생긴다. 혈당치가 400mg/dL에서 600mg/dL 혹은 1000mg/dL까지 되는 경우도 있다. 이때 인슐린의 작용은 극단적으로 떨어진다. 특히 페트병 증후군은 심한 고혈당 상태다. 보통 의식이 비정상적인 상태에서 발견되는데, '케톤증'(고케톤 혈증)이 아니라 '고혈당'이 그 원인이다. 고혈당을 조절할 수 없는 인슐린 저하(1형 당뇨병), 당질을 제어할 수 없는 인슐린 분비 장애가 이 병의 본질이다.

우리 병원에 방문한 당질 제한 산모를 보면 알 수 있듯이 당질을 섭취하지 않을 때 케톤증(고케톤 혈증)은 정상이다. 결국 케톤 수치가 문제가 아니라 '고혈당을 불러 오는 상태'가 문제라고 볼 수 있는 것이다.

케톤산증은 방화범이 아니라 소방관이다

지금까지의 상황을 정리하면 '케톤체' 자체가 문제가 아니라 '케톤산증'이라는 용어 자체에 문제가 있음을 알 수 있다. 앞서 언급했듯이 화재(산증) 현장에 케톤체가 많았다고 해서 케톤체가 방화범인 것은 아니다. 오히려 케톤체는 화재를 진화한 소방관이다.

인슐린을 투여해 고혈당을 억제하면 케톤체는 사라진다. 이것은 소방관이 임무를 마치고 소방서로 복귀하는 상태다. 그러므로 케톤체를 범인으로 지목할 것이 아니라 "케톤체 님 수고하셨습니다."라고 감사 인사를 해야 할 일이다.

이 구도는 또 다른 사건을 떠올리게 한다. 바로 '콜레스테롤의 누명'이다. '혈관에 경화반이 생기고 협착을 일으켜서 그 부위를 조사해 봤더니 콜레스테롤이 많이 들러붙어 있었다. 그러므로 혈행(血行)을 나쁘게 하는 동맥경화의 원인은 콜레스테롤에 있다. 콜레스테롤을 무찌르면 동맥경화의 예방과 치료가 가능하다.'는 식의 논리로 콜레스테롤을 범인으로 몰았다. 콜레스테롤은 알고 보면 세포막을 보수하고, 지방 대사나 신경을 제작하며, 혈관을 수리하는 맞춤 서비스센터다. 최근에는 콜레스테롤을 낮추는 약을 사용하면 뇌와 신경에 이상을 초래한다는 사실까지 밝혀지고 있다. 콜레스테롤 역시 케톤체와 마찬가지로 무죄였던 것이다. 콜레스테롤과 같이 케톤체는 그 자체로는 어떤 독성도 없고 강산성도 아니다. 가령 기준치가 20~80μmol/L인 베타히드록시부티르산의 수치가 100배가 되어도 이상 없이 살아갈 수 있고 몸은 오히려 쾌적해진다.

나 역시 당질 제한을 시작했을 무렵 케톤 수치가 2000μmol/L를 넘었고 지금도 600~1000μmol/L 정도를 유지하고 있다. 즐겁게 고기를 먹으면 곧장 2000μmol/L 이상 올라가기도 한다.

이와 달리 혈당치는 기준치의 다섯 배가 되면 의식 장애가 생기고 열 배에 이를 경우 목숨을 잃는다. 고혈당은 훨씬 더 위험하다. 혈당은 극히 좁은 범위 내에서 제어되지 않으면 안 된다. 그러나 케톤체는 다 그 수치가 열 배가 되어도 아무런 일이 생기지 않는다.

인간을 비롯한 육식동물은 케톤체 엔진이 주가 되어 효율적으로 환경에 적응해 왔다. 새의 알 내부는 지방과 단백질만으로 구성되어 있어 소위 말하는 '밸런스'에 맞춰 보면 영양 비율이 '당질 제로'인 상태로 완전히 불균형한 상태라 할 수 있다. 그러나 새에게는 완벽한 영양 상태다. 이런 의미로 살펴볼 때 과연 태아에게 당질이 필요하다고 할 수 있을까? 설령 필요하더라도 적혈구가 유핵에서 무핵으로 성숙한 후에는 적혈구에 필요한 만큼만 있으면 충분하지 않을까? 태아가 지방을 에너지원으로 사용한다면 작금의 임신 식사법을 어떻게 봐야 할까? 임산부에게 탄수화물을 평소보다 더 먹도록 권장하는 방법은 과연 옳을까?

03
9.8할의 육식 역사와 0.2할의 채식 역사

인간은 20종 정도로 분류되는데 호모 사피엔스 외에는 모두 멸종했다. 500mL의 뇌를 가진 오스트랄로피테쿠스는 후에 초식을 하는 파란트로푸스와 육식을 하는 호모 에르가스터로 나뉘었다. 파란트로푸스의 뇌는 변화가 없었지만 육식을 한 호모 에르가스터의 뇌는 900mL로 늘었다. 초식을 하던 파란트로푸스는 멸종했지만 육식을 하던 호모 에르가스터는 현 인류인 호모 사피엔스(뇌 용량 1400mL)의 선조 격이 되었다.

이는 무엇을 의미할까?

육식을 선택해서 살아남은 인간

호모 에르가스터의 뇌가 커진 원인이 모두 밝혀진 것은 아니지만, 육식이 가장 큰 원인이라고 지목되고 있다. 무리지어 사냥하면서 에너지를 사용하는 뇌는 영양이 좋은 고기가 필요했다. 인간은 육식을 선택해 살아 남았다. 초식이었던 파란트로푸스는 멸종하였고 오늘날 거대하게 팽창한 인류를 탄수화물이 길러냈다. 탄수화물 식사가 다양한 질병을 불러왔다는 점을 고려해볼 때 '탄수화물이 인류를 멸한다.'는 표현은 과장이 아니라고 볼 수 있다.

700만 년의 인류 역사를 살펴보면 699만년 이상은 케톤체 엔진을 중심으로 살아왔다고 할 수 있다. 당질 엔진을 많이 사용하게 된 것은 최근 3천 년 전부터다.

현 인류가 당질 엔진을 아무리 많이 사용한다 해도 케톤체 엔진에 신세를 져 왔다는 사실에 대해서는 변함이 없다. 당질 엔진은 자주 에너지 방전을 일으키고 효율도 나쁘지만 마약 성분을 가지고 있어 뇌에 들어가면 의존 상태를 일으킨다. 인체에 꽤나 끈질기게 달라붙어 지금은 주인공인 듯한 얼굴로 거들먹거린다.

케톤체 엔진은 우리 몸에 큰 공헌을 해 왔지만 단단히 누명을 뒤집어썼고 심지어 지금까지도 그 오해가 다 풀리지 않았다.

몸 안에서 화재가 일어나면 당질 과잉 섭취와 인슐린 결핍, 즉 췌장 베타세포를 가진 랑겔(췌장의 일부분 — 옮긴이)의 태만 때문에 벌어진 일인데도 오로지 케톤체만 죄인 취급을 받는다.

우리가 앞으로 해야 할 일은 케톤체의 무죄를 밝히고 무대 위로 올려 주는 것이다.

케톤체는 왜 죄인이 되었나?

케톤체는 왜 이토록 죄인이 된 것일까? 이것은 잘못된 논문을 검증하지 않은 채 그대로 맹신해 온 태도에서 비롯되었다고 생각한다.

케톤체를 오해하기 시작한 주된 이유는 "케톤체가 기아 상태에서 상승한다."는 이론에 있다. 대부분의 의학서에 케톤체가 상승하는 것은 '기아'나 '굶주림'과 관련되어 있다고 쓰여 있다.

인간 역사를 보면 굶주림은 일상적이었다. 먹을 것이 부족한 상황이 예사였기 때문에 특별히 놀라운 일이라고 볼 수는 없었다. 그래서 인간은 공복에 익숙하고 강하다.

우리들은 쿠키나 과자, 빵, 라면, 주스 등을 손쉽게 구할 수 있다. 이것들은 지금까지 인간의 역사에는 없던 것으로, 최근 50년간 음식 문화가 변하면서 생겨났다. 혈당치를 급격하게 올릴 수 있는 음료가 탄생한 것도 매우 최근의 일이다.

우리는 '균형 잡힌 식사'라는 표현을 자주 사용한다. 여러 가지를 평균적으로 먹는 것이 균형 잡힌 식사고 그것이 옳다고 생각하는 사람이 대부분이다. 그런데 판다는 무엇을 먹는가? 코알라는 무엇을 먹고, 사자는 무엇을 먹는가? 판다가 육식을 하고 사자가 채식을 하면 그들의 건강에 좋을까? 이렇듯 주식과 부식 양쪽을 골고루 먹으면 균형이 맞을까? 이것은 모두 인간이 만들어 낸 개념일 뿐이다.

가장 중요한 것은 신체에 필요한 것을 필요로 하는 만큼 먹는 것이겠지만 지금은 탄수화물 60%, 단백질 20%, 지방 20%을 먹어야 좋다고 이야기한다. 백 번 양보해서 3대 영양소를 공평하게 33%씩만 나누어도 당뇨병은 격감할 것이다. 그러나 균형을 이야기하는 사람들이 고집하는 권고는 탄수화물 60%에 머물러 있다.

part 04

영양 상식의 오류

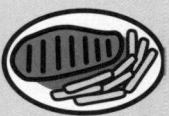

'탄수화물 60%, 지방 20%, 단백질 20%' 비율을
균형 잡힌 식사로 여기고 모든 것을 이 틀에 맞추려 한다.
그러나 당질 제한을 추천하는 식사법에서 보면
'강제 당질 과잉 섭취식'이 되는 꼴이다.
이 비율이 균형 잡힌 식사가 된다는 근거는 사실상 없다.

01
'탄수화물: 단백질: 지방' 섭취 비율의 문제점

영양소에 대한 기존의 가설은 다음과 같다.

① 지방은 몸에 나쁘다 = 지방을 적게 먹을수록 몸에 좋다
② 높은 칼로리를 섭취하면 살이 찐다 = 칼로리를 줄이면 살이 빠진다
③ 콜레스테롤은 몸에 나쁘다 = 콜레스테롤이 많은 식품을 먹지 말라
④ 일식(한식)은 건강에 좋다 = 양식은 건강에 나쁘다
⑤ 일식(한식)은 장수의 기반이 된다 = 양식은 성인병의 원인이 된다

당뇨병의 원인은 지방 과잉 섭취 때문일까?

여자영양대학 학장 카가와 요시코는 영양사라면 누구나 읽는 《영양과 요리》라는 잡지에 다음과 같은 글을 섰다.

지방이 많은 식사는 대량의 인슐린을 분비시켜 베타세포를 파괴한다.

지방 섭취량의 증가나 운동량 감소 등의 생활 변화가 당뇨병을 급증시켰다. (중략) 기름진 식사에 익숙해진 일본인은 당뇨병과 마주할 수밖에 없다.

일본 당뇨병학회 이사장인 카도와키 타카시는 《메디컬 아사히》의 인터뷰에서 다음과 같이 말했다.

최근 40년 동안 일본인의 동물성 지방 섭취량은 4.6배로 증가했다. 인슐린 분비 능력이 없는데도 다량의 분비가 필요한 식생활로 급변한 것이다. 이런 충돌 때문에 아시아에서 당뇨병은 서구 이상의 속도로 늘고 있다.

일본을 대표하는 권위자의 의견이지만 당질을 제한하고 당뇨병에서 벗어난 나의 경험에서 바라보면 조금도 공감할 수 없다. 도대체 왜 이렇게 잘못된 정보가 학회의 핵심이 되어 회자되고 있을까?(카도와키 타카시는 동경대병원 원장을 역임했고 일본 당뇨병 학계에서 최고의 영향력을 지니고 있다. 이후 그는 생각을 바꾸어 당질 제한을 지지하게 되었고 동경대병원은 당뇨 환자식에 당질 제한식을 도입했다. ─ 옮긴이)

대개 '탄수화물 60%, 지방 20%, 단백질 20%' 비율을 균형 잡힌 식사로 여기고 모든 것을 이 틀에 맞추려 한다. 그러나 당질 제한을 추천하는 식사법에서 보면 '강제 당질 과잉 섭취식'이 되는 꼴이다. 이 비율이 균형 잡힌 식사가 된다는 근거는 사실상 없다. 이에 대해서는 일본 당뇨병학회도 인정하고 있다. 이런 잘못된 영양 비율은 도대체 어떻게 결정되었을까?《타잔》매거진과의 인터뷰에서 일본 당뇨병학회 식사요법 담당 이사인 우츠노미야 카즈노리는 다음과 같이 말했다.

3대 영양소의 영양 섭취 비율은 그 근거가 부족한 게 현실이지만 일본인이 해 온 식습관이야말로 그 비율의 근거가 된다고 생각한다.

단지 이런 이유로 영양 지도의 근간이 된 영양 비율이 정해진 것이다. 그러나 이 비율은 어떻게 봐도 당질 과다일 뿐이다. 차라리 '탄수화물 : 단백질 : 지방'이 '1 : 1 : 1'이 되는 게 몸에 더 좋을 것이다.

『식품 성분표』의 수수께끼

현재 일본의 영양 교육에 열쇠를 쥐고 있는 책이 두 권 있다.

여자영양대학출판부에서 출간한 『식품 성분표』와 일본당뇨병협회에서 출간한 『식품 교환표』가 그것이다. 당뇨병 환자 식사 요법의 기본이 되는 책은 『식품 교환표』로 영양사가 항상 참고하면서 환자의 식사 지도에 이용하고 있다. 이 책의 뿌리가 된 것이 『식품 성분표』다. 우선 『식품 성분표』부터 살펴보자.

『식품 성분표』는 우리가 먹는 음식물이 어떤 영양소로 구성되어 있는지 알려 주는 책이다. 안타깝게도 이 책에서 '탄수화물'에 대해서만큼은 잘못 다루고 있다.

'섬유질'과 '당질'을 합한 것을 우리는 탄수화물이라 부른다. 이 때문에 여러 가지 혼동이 생길 우려가 있다. 예를 들어 '탄수화물 제한'과 '당질 제한'에는 차이가 있다. 버섯은 탄수화물이지만 섬유질이 풍부하다. 반면 흰쌀은 같은 탄수화물에 속하지만 대부분이 당질이다. 이것을 똑같이 분류하면 오류가 생긴다.

'탄수화물 60%'에서 당질의 비율은 불분명하다. 즉 쌀과 버섯이 각각 60%라도 당질량은 완전히 다르다. 실제로 많은 식품 성분표에서 이런 실수를 한다. 『식품 성분표』에는 혈당을 올리는 유일한 영양소인 당질 항목이 없다. 섬유질과 당질을 같은 항목으로 묶어 탄수화물이라 말하면서 60%나 먹으라고 제안한다. 그것이 당뇨병이 숨어서 진행되는 이유이기도 하다. 칼로리가 높은 당질과 칼로리가 거의 없는 섬유질을 구분하지 않고 일률적으로 네 배 열량으로 계산하는 것 역시 문제다.

혈당을 올리지 않는 섬유질과 혈당을 올리는 당질을 합친 식품군을 한데 묶어 놓으면 당질이 가진 기능이 불명확해진다. 많은 영양 교육의 핵심에는 '당질량을 어떻게 다룰 것인가?'에 대한 고민이 빠져 있다.

이와 달리 에베 코지 등이 발행한 『식품별 당질량 핸드북(食品別 糖質量ハンドブック)』은 식품 별로, 평소에 먹는 양에 따라 당질량을 기재하고 있어 작은 책 한 권으로 많은 당뇨병 환자가 도움을 받고 있다.

『식품 교환표』역시 탄수화물과 단백질, 지방을 60 : 20 : 20의 비율로 유지하도록 교육하고 있다. '당뇨병 환자를 위한 필수 서적'

으로 불리는 이 책은 1965년에 1판이 발간된 후 지난 50년 동안 당뇨병 식사 지도에 활용되어 왔다. 이 책이 발행될 당시에는 당질 제한식이 열량 제한과 함께 식사 치료법에 포함되어 있었고 식사 지도의 기본 원칙 중 하나로 소개되었다. 그러나 1993년 5판에서부터

『식품 교환표』에 따른 6개의 식품 그룹

표	식품의 성분	식품의 분류
표1	당질을 포함한 식품 종류	곡물(밥, 빵, 면 등), 감자, 고구마, 토란, 씨앗, 탄수화물이 많은 채소, 콩(그린피스, 팥, 잠두콩 등)
표2		과일(수박, 포도, 바나나, 사과 등)
표3	단백질을 포함한 식품 종류	어패류(생선, 조개류, 오징어, 문어, 새우 등), 육류(소, 돼지, 닭, 가공육 등), 알, 치즈(달걀, 메추리알, 가공 치즈 등), 대두와 그 제품(두부, 두유, 작두콩, 낫토 등)
표4		우유와 유제품(탈지 우유, 요구르트, 치즈 제외)
표5	지방을 포함한 식품 종류	유지(드레싱, 마요네즈 등), 고지방 식품(아보카도, 삼겹살, 닭 껍질, 참깨, 아몬드 등)
표6	주로 비타민, 미네랄을 포함한 식품 종류	채소(탄수화물이 많은 일부 채소는 제외), 해조류(톳, 우무, 미역 등), 버섯(팽이, 송이, 목이 등), 곤약(곤약, 실곤약 등)
	조미료	미소, 설탕, 미림 등

『식품 교환표』가 권하는 식품 섭취 비율

(1단위 = 80Kcal)

1일당 섭취 칼로리 (단위)	표 1	표 2	표 3	표 4	표 5	표 6	조미료
1000(12.5)	6	0.3	3	0.7	1	1	0.5
1200(15)	7	1	3	1.5	1	1	0.5
1440(18)	9	1	4	1.5	1	1	0.5
1600(20)	11	1	4	1.5	1	1	0.5
1840(23)	12	1	4	2.5	2	1	0.5
2000(25)	13	1	5	2.5	2	1	0.5

당질 제한식이 삭제되었다. 현재 7판까지 나온 상태로, 6판에서 7판으로 바뀔 때 당질 제한 붐을 의식한 탓인지 55%와 50%의 탄수화물 비율도 게재했다. 그렇다 해도 당질량을 명시하지 않았다는 점에서 엉성하기는 마찬가지다.

위의 표는 1일 섭취 칼로리에 따라 각 그룹의 식품을 어떤 비율로 먹어야 좋은지 소개한다. 그렇지만 섭취해야 하는 칼로리가 1200에서 1840으로 증가해도 식품의 비율은 앞의 표 1의 '당질을 포함한 식품'만 늘어나고 그 밖의 식품 구성은 별로 달라지지 않는다. 즉 칼로리가 늘어나면 탄수화물이 늘어나는 구조가 되는 것이다. 이렇게 되면 혈당치는 더욱 높아진다.

6개 그룹에서 당뇨병 환자가 주목해야 하는 것은 표 1과 표 3의 식품이다. 나는 당뇨병에 걸리고 나서 표 1에 해당하는 식품을 먹지 않기 위해 노력했다. 그랬더니 당뇨병이 나았다. 『식품 교환표』에 실려 있는 비율은 완전히 무시했던 것이다. 그러나 일본 영양사 중 대부분은 이 표를 근거로 삼아 당뇨병 환자에게 식사를 지도한다. 이것은 당질 60%를 억지로 채우기 위한 표라고 해도 과언이 아니다. 지침에 따를 경우 식후 고혈당이 반드시 나타나며 약을 먹을 경우 혈당 강하를 불러오기 때문에 체내에서 혈당치가 롤러코스터를 타게 된다. 평균 혈당치를 의미하는 당화혈색소 수치를 보면 내려가는 것처럼 보여도 식후의 널뛰기를 막을 수는 없다. 결국 우리 몸에 매우 심각한 스트레스를 주게 된다.

　토오카이 대학 명예교수 오오구시 요오이치는 "『식품 교환표』는 아무 것도 교환하지 않는다."는 명언을 남긴 바 있다.

　당질량을 제대로 표시하지 않은 『식품 성품표』와 『식품 교환표』가 수레의 양 바퀴가 되어 '영양 지도 마차'를 이끌었고 그 결과 당뇨병 환자는 당질이 높은 표 1을 중심으로 식사를 하게 되었다. 여전히 위의 두 책을 참고로 하는 정보들이 부지기수다. 당질이 많은 식사는 식욕을 억제하기 어렵기 때문에 고통스러운 칼로리 제한을 지키다가 오히려 혈당이 오르는 사람도 많다. 혈당이 오르면 인슐린이 분비된다. 물론 인슐린은 혈당을 낮추지만 혈당을 낮추면 배고픔을 느끼거나 식곤증을 겪게 된다. 혈당 널뛰기(글루코스 스파이크)가 없어지면 배고픔을 느끼지 않게 되어 과식하는 일이 사라지면서 식사량을 조절하기 편해진다. 혈당을 올리는 유일한 영양소는 당질임을 생략한 채 애매한 탄수화물 묶음으로 식사 교육을 하고 있다. 이 경우 혈당은 잘 관리되지 않는다. 특히 1형 당뇨병과 같이 조금의 당질에도 급격한 혈당 변화를 겪는 질병은 당질량 관리가 필수이지만 탄수화물을 정확히 조절하는 방법을 가르쳐 주는 병원은 거의 없는 것이 오늘날의 현실이다.

02
콜레스테롤 악마설의 붕괴

 케톤체만 누명을 쓰는 것이 아니다. 콜레스테롤 역시 누명을 쓰고 있다. '칼로리를 제한'해야 한다는 사고방식이나 '지방이 당뇨병의 원인'이라는 잘못된 주장은 콜레스테롤이 악의 근원이라 생각하는 '콜레스테롤 악마설'에 뿌리를 두고 있다. 이 주장은 폭넓은 지지를 얻고 있어 아직까지 그대로 믿고 있는 사람이 국민의 절반을 점하고 있을 정도다.
 최근에 와서 기존의 콜레스테롤 악마설이 붕괴되고 있다. 콜레스테롤은 체내의 주요 성분으로, 특히 뇌의 경우 수분을 제외하면 지방이 40%를 차지하고, 그중 30%가 콜레스테롤로 이루어져 있다. 전신 콜레스테롤 중 3분의 1이 뇌에 분포하는 것으로 볼 때 콜레스테롤은 뇌에 있어서 매우 중요한 물질임을 알 수 있다.(콜레스테롤을 낮추는 약을 복용하면 뇌 활동이 저하되고 치매나 우울증 등이 발병한다는 사실이 밝혀지고 있다.) 기존에는 뇌경색이나 심근경색, 동맥경화증의 원인으로 콜레스테롤을 지목되었지만, 최근에 와서 '경색'의 현장에서 콜레스테롤이 발견되었을 뿐 콜레스테롤은 발병의 원인이 아니라 혈관 손상을 복구한다는 새로운 사실이 밝혀졌다.

식사로 콜레스테롤 수치가 오르지 않는다

미국이나 영국 등에서도 30년 이상에 걸쳐 버터 등 동물성 지방이 많은 포화지방산 섭취량을 제한하는 것을 기본으로 한 영양 교육을 실시해 왔다. 그러나 2015년 2월 영국 의학 잡지에 "이러한 영양 교육을 실시하지 않아도 심근경색 등에 의한 사망률은 늘어나지 않는다."는 연구 결과가 발표되었다. 건강한 사람과 이상지질혈증 환자들을 대상으로 한 복수의 연구를 분석한 것으로, 혈중 콜레스테롤을 낮출 목적으로 실시했던 기존의 영양 교육이 허구임을 역설한 획기적인 내용이었다.

최근 일본의 지질영양학회가 밝혀낸 데이터를 보면, 콜레스테롤이 낮을수록 오히려 사망률이 높다는 것을 알 수 있다. 게다가 일본인의 콜레스테롤이 아무리 높다고 해도 미국에 비해서 매우 낮은 수준이고 특히 여성의 99%는 약물로 콜레스테롤을 낮출 필요가 없다는 사실을 확인할 수 있다.

2015년 4월 1일 후생노동성은 콜레스테롤 섭취 제한을 철폐했다. 체내 콜레스테롤은 식사를 통해 20% 정도를 얻고 나머지 80%는 간에서 합성된다. 콜레스테롤을 먹지 않으면 체내 합성이 늘고,

많이 섭취하면 체내 합성이 줄면서 균형이 맞춰지기 때문에 섭취 제한 자체가 무의미하다. 이 사실에 대해 오래전부터 지적되어 왔지만 '콜레스테롤 악마설'이 참으로 정교하게 우리 삶을 구속하다 보니 쉽게 정정되지 못했다. 그러다 올해 2월 미국 정부의 '식생활 가이드라인 자문위원회'가 콜레스테롤에 섭취 제한이 필요 없다고 보고하자 일본도 덩달아 황급히 철폐한 것이다. 식사 제한을 할 필요도 없고 약을 먹을 필요도 없는데 지금까지 영양사나 동맥경화 의료 지도자들은 "콜레스테롤을 낮추기 위해 달걀은 하루 한 개만 섭취해야 한다."고 말해 왔다. 이들은 이제 어떤 행동을 취해야 할까? 급히 방침을 바꿔야 할까? 일본과 한국 등에서 알려진 '달걀을 많이 먹으면 안 된다.'는 주장은 영양 교육만큼 대중화되어 우리의 뇌리에 박혀 있다. 결국 이것이 부정된 것이다.

후생노동성 섭취 제한 철폐를 접한 일본 동맥경화학회는 2015년 5월 1일부로 성명을 내고 후생노동성의 기준 철폐에 지지를 표했다. 이로써 콜레스테롤 섭취 제한은 완전히 철폐되는 듯 보였다. 하지만 일본 동맥경화학회는 "다만 콜레스테롤이 높아 약물 치료를 하고 있는 환자의 경우 여기에 해당하지 않는다."라고 덧붙였다. 이상지질혈증 환자는 계속해서 콜레스테롤을 먹지 않아야 한다는 말이다.

왜 그럴까? 콜레스테롤에 대한 기존의 입장은 다음과 같았다.

① 콜레스테롤이 많은 음식을 먹으면 혈중 콜레스테롤이 높아진다.

② 혈중 콜레스테롤이 높으면 심근경색 등을 일으킨다.
③ 콜레스테롤이 높은 음식을 먹지 않아야 하고, 혈중 콜레스테롤이 높은 사람은 약으로 낮춰야 한다.

여기서 ①이 전면 부정된 것이다.

그런데 ②에 대해서는 일본 동맥경화학회와 일본 지질영양학회가 서로 다른 견해를 보인다. 일본 지질영양학회는 콜레스테롤이 심근경색의 원인이 아니라고 발표했지만 일본 동맥경화학회는 이를 인정하지 않고 있다.

달걀 섭취량과 LDL 콜레스테롤

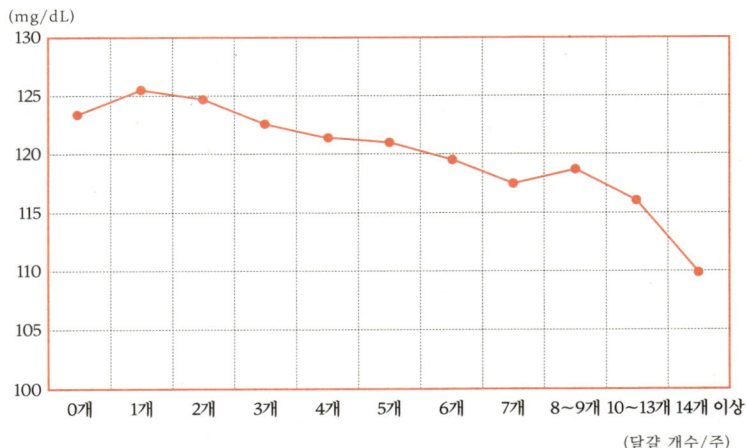

* 달걀을 하루 두 개 이상 먹으면 LDL 콜레스테롤이 떨어진다.
* LDL은 지방을 운반하기 위한 셔틀이다. 물과 기름은 섞이지 않기 때문에 혈액 중에 지방을 운반하기 위해서는 셔틀이 필요한데 이것이 바로 LDL이고, 이 셔틀에 함유된 콜레스테롤을 측정하는 검사가 LDL 콜레스테롤이다.
출처: 오오구시 요오이치, 『대사 증후군이라도 괜찮아』 PHP 연구소, 2008년

③에 대해서 일본 동맥경화학회는 건강한 사람은 콜레스테롤 제한이 필요 없지만 이미 콜레스테롤이 높은 사람은 식사 제한과 약 복용이 모두 필요하다고 말한다. 식사로는 콜레스테롤이 오르지 않는데도 식사 제한이 필요하다고 말하는 것은 앞뒤가 맞지 않는다.

인체는 콜레스테롤을 많이 먹으면 체내 합성을 줄이고 콜레스테롤을 적게 먹으면 합성을 늘린다. 이렇듯 우리 몸은 조절 능력이 뛰어나다. 약으로 무리하게 콜레스테롤을 낮추면 조절 기능을 망치게 된다.

뇌는 콜레스테롤을 보관하는 지방으로 이루어진 창고다. 뇌에 필요한 콜레스테롤 수치를 낮추면 어떻게 될까? 준텐도 대학 오쿠무라 야스시 교수는 본인의 블로그에 다음과 같이 썼다.

콜레스테롤이 220mg/dL를 넘으면 의사는 환자에게 콜레스테롤 강하제를 처방해 준다. 그러면 안타깝게도 대부분의 환자가 우울해진다. 말수가 많던 사람이 말을 하지 않기도 한다. 실제로 테이쿄 대학 정신과 선생과 JR 동일본이 협력해 JR 중앙선에서 자살한 사람을 조사해 보았다. 그 결과 9할이 55~65세로, 대부분이 남성이었고, 모두 콜레스테롤 강하제를 복용하고 있었다. 콜레스테롤 강하제의 연간 매출은 4천억 엔이다. 그중 7할은 여성이 차지하고 있다. 폐경 후에 콜레스테롤이 오르기 때문이다. 만약에 당신이 다니는 병원에서 콜레스테롤 강하제를 처방받게 된다면 절대 복용하지 말고 대충 가지고 있다가 버릴 것을 권장한다.

'콜레스테롤 신화'는 어떻게 만들어졌나?

1913년 러시아의 병리학자 니콜라이 아니시코프는 토끼에게 콜레스테롤을 먹이는 실험을 통해 콜레스테롤이 동맥경화의 원인이라고 지목했다. 대동맥에 콜레스테롤이 들러붙어 동맥경화가 발생했다는 것이다. 그러나 후속 연구에서 콜레스테롤을 섭취하지 않는 토끼에게 콜레스테롤을 인위적으로 투여할 경우 혈중 콜레스테롤이 급상승한다는 사실이 밝혀졌다.

인간은 육류 등을 통해 콜레스테롤을 보충한다. 콜레스테롤 섭취량에 대응해 체내에서 합성되는 양을 조절하고 수치를 일정하게 유지하는 능력을 갖추고 있어 토끼 실험을 그대로 적용할 수 없다. 100년 전의 저급한 동물실험 결과를 검증도 하지 않은 채 그대로 인간에 적용한 '콜레스테롤 악마설'도 잘못되었지만, 잘못된 연구 결과임이 알려진 후에도 약 판매나 보급 등의 이권에 가로막혀 그것을 수정하지 못한 것도 큰 문제다.

콜레스테롤의 과잉 섭취가 건강에 나쁘다고 말하기 시작한 것은 1960년대부터다. 당시에는 '콜레스테롤'이라는 단어도 그다지 알려지지 않았었다. 그러나 양식이 늘고 동물성 지방을 자주 먹게 되자 주의가 필요하다는 그럴듯한 분위기가 조성되어 지방질 고기나 콜레스테롤을 많이 포함한 달걀 등은 건강에 좋지 않다는 목소리를 내기 시작했다. 지방이 많은 돼지고기보다 살코기가 많은 닭 가슴살이 좋다고 하니 많은 가정이 그에 따랐다. 자연스럽게 돈가스나 삼겹살 등을 먹으면 '콜레스테롤이 높아진다.'고 말하는 사람이 늘어났다.

한편 1990년쯤부터 혈관에 혈전 등을 만든다고 여겨지던 콜레스테롤이 사실은 손상된 혈관을 수리한다고 밝혀지면서 콜레스테롤을 '좋은 콜레스테롤(HDL 콜레스테롤)'과 '나쁜 콜레스테롤(LDL 콜레스테롤)'로 나누어 평가하게 되었다. 그러나 최근에는 '나쁜'과 '좋은' 구별도 잘못되었다고 본다. LDL이 높아도 사망률에 변화가 없고 심지어 LDL이 너무 낮으면 오히려 사망률이 오른다는 사실이 밝혀졌기 때문이다.

토오카이 대학 명예교수 오오구시 요오이치는 LDL은 세포에 콜레스테롤을 운반하고, HDL은 오래된 세포로부터 콜레스테롤을 간에 되돌려 주기 때문에 LDL, HDL 모두 둘 다 필요하다고 설명한다.

콜레스테롤의 8할은 체내에서 합성되어 식사의 종류를 바꿔도 일정량을 유지하고 오히려 콜레스테롤이 줄어들면 암이나 치매 발병률이 급증할 가능성이 있다. 그래서 '콜레스테롤은 나쁜 것'에서 '콜레스테롤은 필요한 것'으로 그 인식이 바뀌는 중이다.

그러나 콜레스테롤 강하제의 매출은 연간 3000억 엔 정도로 막대한 이익을 낳는 구조이기 때문에 '콜레스테롤 악마설'의 억울한 누명을 벗기는 시기가 매우 늦어지고 있다.

임신을 하면 콜레스테롤이 오르는 이유

임신을 하면 콜레스테롤 수치가 상승한다. 임신 후기에는 총 콜레스테롤 기준치의 1.5배까지 오르는 사람도 있다. 임신 중에 콜레스테롤이 상승하는 것은 산모의 특징적인 변화다. 초기에는 큰 차이가 없지만 후기에는 현저하게 높아진다. 콜레스테롤의 최고점은 출산 후 6주까지 이어지지만 수유를 시작하면 낮아진다. 따라서 콜레스테롤이 높아지는 것은 수유할 때 사용할 에너지를 위해서 축적하는 것이라 예상할 수 있다. 임신 중 혈액 검사에서 높은 콜레스테롤이 나타나 놀란 사람이 많을 것이다. 그러나 임신 중에 콜레스테롤이 높아지는 것은 정상이다.

산모의 콜레스테롤에 대한 기존의 설명은 다음과 같다.

임신 중에는 태아나 태반 등을 만들기 위한 에너지가 필요하기 때문에 지방을 많이 축적한다. 그 때문에 콜레스테롤 역시 높아지기 쉬운 시기다. 태아가 성장하기 위해서는 포도당이 필요하므로 모체는 포도당 이용을 줄이고 지방을 에너지로 이용한다고 생각할 수도 있다.

배 속의 아기는 에너지 부족분을 중성지방으로부터 얻는 구조가 마련되지 않아서 모체는 자신의 포도당을 아기에게 우선적으로 공급한다. 결과적으로 모체 포도당 양이 부족해지기 쉽기 때문에 중성지방으로 에너지원을 저장해 놓는 것이다. 저장된 중성지방 자체도 아기의 생육에 없어서는 안 되는 필수지방산의 원료가 되기도 한다. 임신에 적절한 체질 변화에 중요한 역할을 하는 여성 호르몬은 콜레스테롤로 만들어진다. 그 때문에 여성 호르몬이 제대로 분비되도록 콜레스테롤 수치도 상승하는 것이다.

앞의 설명에서 "모체는 자신의 포도당을 아기에게 우선적으로 공급한다."라는 부분은 잘못된 표현이다. "임신에 적절한 체질 변화에 중요한 역할을 하는 여성 호르몬은 콜레스테롤로 만들어진다."는 해석 역시 잘못되었다. 나는 태아의 에너지원은 케톤체이지 포도당이 아니라고 주장해 왔다. 태반에서 확인된 고농도의 케톤체는 지방산에서 만들어진 것이 때문이다. 지방산은 모체로부터 전해진 영양임에 틀림없다.

그렇다면 임신 중 적정 수준의 중성지방, LDL 콜레스테롤, HDL 콜레스테롤 수치는 어느 정도일까? 일반적으로 중성지방 지표는 학회마다 의견 대립이 있어 그 기준치가 없다. 여성의 경우 대략 30mg/dL에서 149mg/dL를 표준으로 본다. 그러나 임신 중의 중성지방은 특별한 기준치가 없다. 임신 전에 정상이던 사람(총 콜레스테롤 200mg/dL 미만, LDL 콜레스테롤 100mg/dL 미만)이라도 총 콜레스테롤은 임신 경과에 따라 초기에 141~210mg/dL, 중기에 176~299mg/dL, 후기에 219~349mg/dL, LDL은 초기에 60~153mg/dL, 중기에 77~184mg/dL, 후기에 101~224mg/dL까지 올라간다.

기존에는 모체가 태아에게 포도당을 전해 준다고 여겼기 때문에 모체의 중성지방과 콜레스테롤이 높아지는 이유에 대해 명확하게 설명하지 못했다. 그러나 모체가 포도당이 아닌 지방을 전달한다고 할 경우 모체에서 자궁의 동맥을 통해 태반으로 이동하는 것이 중성지방과 콜레스테롤이기 때문에 이해하기 쉬워진다.

임신 중에는 모체의 중성지방과 콜레스테롤이 매우 높아진다. 지방이 태아에게 전달되면 태반에서는 이것으로 고농도의 케톤체를 만든다. 태아가 모체의 지방과 단백질을 요구하는 이유는 그것이 에너지원이자 세포의 건축 재료가 되기 때문이다. 그러나 대다수의 의사나 영양사는 태아가 포도당으로 성장한다고 믿기 때문에 태아의 요구에 맞춰 주기보다 산모에게 많은 당질을 먹도록 권고하고 있다.

임신 중에는 쌀을 조심하라

임산부는 신체에 저장된 영양과 섭취하는 영양으로 배 속의 아기를 성장시킨다. 19만 년 전의 호모 사피엔스도, 400만 년 전의 오스트랄로피테쿠스도 영양을 축적해 태아에게 전달했다.

인류가 진화하며 섭취해 온 것은 지금처럼 당질 범벅의 식사가 아닌 고기와 어패류, 저당질 탄수화물인 호두나 밤, 도토리 등의 견과류였다.

여성이 피하지방을 많이 축적하는 이유는 여성의 몸에 쌓인 지방이 태아에게 전달되기 때문이다. 남성의 피하지방은 여성보다 적지만 뇌는 남녀 모두 크기 때문에 단언컨대 인류는 포유류 중에서 지방이 가장 많다고 할 수 있다.

뇌는 칼로리를 대량으로 소비하는 장기다. 뇌가 만들어지기 위해서는 많은 지방이 필요하다. 결국 큰 뇌를 가진 인간은 지방이 필요하다. 인간의 모유에도 역시 많은 지방이 함유되어 있다.

콜레스테롤 섭취 기준이 철폐된 것은 콜레스테롤이 나쁜 것이 아니라 인체와 태아에 소중한 영양원임을 의미한다. 앞으로 콜레스테롤에 대한 평가가 바뀔 것이라 기대한다.

산부인과의사로서 모든 산모에게 "임신하면 가능한 한 쌀을 중단하고 고기, 달걀, 치즈를 중심으로 한 저당질, 고단백질, 고지방 식사를 해야 한다."는 말을 전하고 싶다.

또 영양에 대한 새로운 접근법을 제안하고자 한다. 우선 섭취 영양 비율을 고쳐야 한다. 탄수화물이라는 애매한 단어를 삭제하고, 당질과 섬유질로 구분해야 한다. 미국의 조슬린 당뇨병 센터의 영양 비율 기준(비만과 2형 당뇨병의 경우)은 '탄수화물 : 단백질 : 지방'을 '40 : 30 : 30'으로 하고 있다. 현재 일본의 '60 : 20 : 20'보다는 이쪽이 훨씬 좋다. 당뇨병 환자의 경우 그 중증도에 따라 당질량을 줄일 필요가 있다.

중증도가 높을 경우　　당질 : 단백질 : 지방 = 10 : 45 : 45
중증도가 보통일 경우　　당질 : 단백질 : 지방 = 20 : 40 : 40
중증도가 낮을 경우　　당질 : 단백질 : 지방 = 30 : 35 : 35

당질 제한만큼 중요한 것이 있다면 누구에게나 같은 칼로리 비율을 요구하는 안이한 영양 교육을 없애야 한다는 것이다. 대사 증후군 환자나 치주 질환자 등 몸 상태나 식품 기호 등이 각자 다르다는 것을 전제로 한 다채로운 교육이 필요하다. 그러나 변하지 않아야 할 기본적인 핵심은 '당질량을 올리지 않는' 식생활이 필요하다는 것이다. 이것이 기본이다.

쌀밥과 등심 스테이크 중에 혈당을 올리는 것은 어느 쪽일까?

쌀밥 한 공기 150g(252kcal)
당질 55.3g
혈당치 166mg/dL 상승

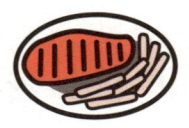

등심 스테이크 1장 200g(약 1,000kcal)
당질 1g 미만
혈당치 3mg/dL 상승

* 2형 당뇨병, 체중 64kg인 사람의 경우

당질 제한을 위해 에베 코지는 부식을 중심으로 식사를 하는 간단한 방법을 고안했으며, 와타나베 노부유키는 MEC식(고기, 달걀, 치즈를 중심으로 섭취하는 식사)을 고안하여 사람들에게 무엇보다 '잘 씹어서 먹을 것'을 권장한다. 와타나베의 제안한 대로 서른 번 이상 씹어 먹으면 식욕도 억제되고 포만감도 배가 된다.

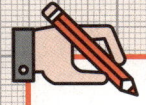

칼럼 1

칼로리로 혈당을 관리하지 말자!

시중에서 다이어트 도시락으로 좋은 평판을 받고 있는 '타니타의 도시락' 300kcal를 먹고 혈당을 측정해 보았다. 여러 차례 썼듯이 칼로리는 낮아도 당질이 들어 있으면 혈당은 오른다. 칼로리 제한식 접근법으로 만든 도시락이지만 당뇨병 환자가 먹으면 큰일이다.

결과를 보니, 건강한 사람이라도 1시간에 혈당이 200mg/dL가 넘는 경우도 있었다. 안타깝게도 칼로리가 낮은 식품은 탄수화물이 많다. 이 도시락은 탄수화물 47g, 단백질 15g, 지방 5.8g이 들어 있다. 건강한 사람 네 명이 이 도시락을 먹은 후 혈당치 평균을 그래프로 나타냈다. 사람들은 "양이 적어 금방 배가 고프고 금방 또 먹고 싶다.", "이렇

타니타 도시락 식후의 혈당

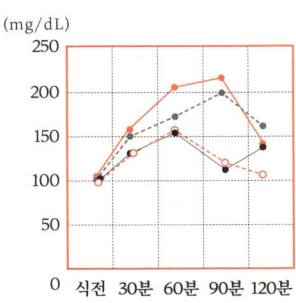

키분 식품 도시락 식후의 혈당

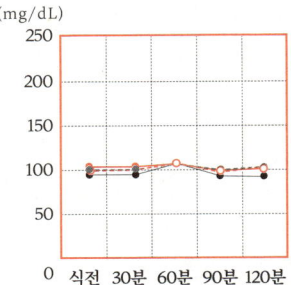

게 해서는 일을 할 수 없다."고 평했다.

이에 반해 키분 식품이 실시한 실험을 살펴보자. 실험용으로 준비한 745kcal의 도시락에 당질량을 110g에서 22g으로 바꿔 보았다. 결과를 보면 같은 칼로리라도 혈당 관리는 당질량이 중요하다는 것을 알 수 있다. 칼로리가 두 배라도, 키분 식품의 저당질 도시락 쪽이 당뇨병에 좋음을 알 수 있다. 즉 당뇨병은 칼로리 제한으로 관리할 수 없다.

* 타니타의 도시락: '타니타'는 원래 체중계를 만드는 회사인데, 다이어트에 좋은 도시락도 팔고 있다. 현재 타니타 도시락은 300kcal보다 조금 높은 보통 500kcal 내외로 구성되어 있다. 무슨 음식이건 간에 한 끼에 300kcal를 먹으면 먹고 나서 배가 다시 고파진다. ― 옮긴이

part 05

쌀밥에 대한 환상

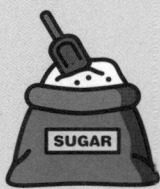

영양학적으로 쌀은 설탕과 같다.
밥 한 공기를 150g이라고 하면 당질량은 55g이다.
이를 각설탕으로 환산하면 17개에 해당한다.

01
사람은 무엇을 먹어 왔는가?

　혈당으로 고생하는 환자들의 치료를 가로막는 하나의 벽이 있다. 바로 '쌀밥'이다. 다양한 환자들을 진단하면서 매일 통감했던 것은 밥을 줄이거나 먹지 않는 것을 어려워한다는 점이다. 일본을 비롯하여 한국 역시 당뇨병을 치료할 때 밥은 아주 중요한 문제가 된다. '밥심'으로 산다는 말이 있기도 하지만 평소처럼 먹으면서 당뇨병을 고친다는 것은 사실 불가능한 일에 가깝다.

　당질 과다 섭취로 당뇨병이 발병되기 때문에 당질량 제한이야말로 당뇨병을 치료하는 최고의 치료법이다. 특히 중점을 두고 줄여야 하는 것은 정제된 당질인 흰쌀밥과 급격하게 혈당을 올리는 청량음료다. 청량음료는 '나쁜 음료'로 인식되는 편이라 임신 중에는 잘 섭취하지 않는 편이지만 쌀밥을 나쁘다고 생각하는 경우는 드물다.

우리는 농경민족일까?

일본 당뇨병학회의 권위자들은 "일본인은 농경민족이고 서양인은 수렵민족이다."라는 말을 입에 자주 올린다. 또 "농경민족인 일본인에게 지방이 많은 식생활은 맞지 않다."라든가 "일본인은 농경민족이라서 인슐린 분비가 적다."라고 말하기도 한다.

'일본인은 인슐린 분비가 적다.'는 주장을 할 때 아래와 같은 그래프를 자주 사용한다. 하지만 이것은 속임수다. 왜냐하면 실험에서 서양인의 경우 100g의 포도당을 부하했지만 일본인은 75g의 포도당을 부하했기 때문이다. 인슐린 분비량이 낮은 게 당연하다.

일본인은 농경민족이라는 생각은 인류학적 관점으로 따져 봐도 이상하다. 나는 의사가 되기 전 대학에서 지질학을 공부했다. 지질

'일본인은 인슐린 분비가 적다'는 이론의 오류

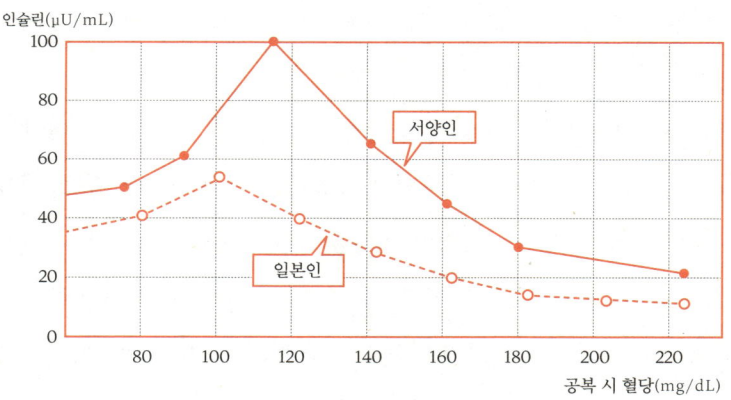

* 출처: 세이노 유타카, 『최신 의학 50』, 1995

조사를 목적으로 여기저기 발굴을 다녔는데 유적에서 호두 등의 씨앗과 동물, 생선 뼈 등이 묻혀 있는 것을 여러 번 목격했다. 이런 사실로 볼 때 인류는 탄생부터 어느 시기에 이르기까지 수렵, 어로, 채집을 중심으로 살아왔으며, 농경을 시작한 것은 매우 최근에 일어난 사건으로 봐야 한다. 또 일본인만 농경을 해 왔다고 볼 수 있는 것도 아니다.

지금부터 인간의 음식 역사에 대해서 살펴보자. 인류 식생활의 세 가지 형태를 당질을 중심으로 구분한 에베 코지의 의견을 참고하였다.

① 농경 개시 이전의 식생활

1960년대까지 인류학은 고릴라나 침팬지 등의 유인원과 인간 계통이 갈라진 시기를 2400만 년 전이라고 가르쳤다. 그러나 1970년대 후반 DNA 연구가 이루어지면서 그것은 잘못되었다고 밝혀졌다. 1980년대에는 고대 유적에서 발굴된 멸종 동물의 모피 DNA를 통해 미토콘드리아 일부의 염기 서열이 밝혀졌다. 1990년대에 들어와 유적에서 사람 뼈의 DNA를 해석하는 작업이 이루어졌고 나아가 미토콘드리아 DNA라는 새로운 방법이 적용되면서 인류 확산의 역사를 이해하게 되었다.

많은 인류학자들의 공통된 견해에 의하면 인간은 약 700만 년 전에 유인원의 선조와 갈라졌는데, 그 인간 속(屬, 생물 분류의 단위)에는 약 20종이 있고 모두 아프리카에서 기원한 것으로 밝혀졌다. 현대인으로 이어지는 호모 사피엔스 역시 20만 년 전 아프리카에서 탄생했다. 지금으로부터 5~8만 년 전 150~2000명 정도의 규모가 아프리카를 벗어나 북상하는데, 이 무리가 세계 각지로 뻗어 나가 다양한 변화를 겪으며 현재의 인류로 진화한 것으로 보인다. 인류가 최초로 확산할 때는 자연계에게 쉽게 얻을 수 있는 식품을 수렵, 채집하였다. 빙하기와 맞물려 전체적으로 한랭한 데다가 모든 대륙이 육지로 이어져 있어 이동에 유리했을 것으로 보인다. 한온 사이클에 따라 북상과 남하를 반복했고 대형 포유류를 쫓아 인류는 대륙으로 퍼져 나갔다.

다윈은 고등 유인원인 고릴라나 침팬지가 아프리카에서 발견된다는 등의 이유로 인류 탄생의 장소를 아프리카로 지목한다. 처음으로 인류와 연결되는 화석이 발견된 곳 역시 아프리카로, 500만 년 전의 것으로 추정한다.

인류의 선조는 몇 번이나 아프리카를 떠나기를 꿈꿨지만 그때마다 실패로 끝나다가 끝내 멸종해 버렸다. 그 후 신인류의 선조가 세계로 뻗어 나갔다.

인간은 왜 아프리카에서 유인원의 선조와 나뉘어진 것일까? 학자들은 공통적으로 지구 환경의 변화로 인해 삼림이 감소하고 사바나가 넓어졌기 때문이라고 추측한다. 인간은 나무 위에서 땅으로 내려와 직립 2족 보행을 시작하면서 손이 자유로워졌다. 먹을 것을 쫓기 위해 진화된 것이다. 우리들의 선조는 포식자가 있는 초원에 내려와 대체 무엇을 할 수 있었을까? 인간은 육식동물처럼 엄니도 없고 날카로운 발톱도 없다. 그러나 소화 기관만큼은 육식동물과 같은 형태다.

『엄지는 왜 두꺼운가?(親指はなぜ太いのか)』의 저자 시마 타이조는 마다가스카르에 서식하면서 독특하게 진화한 아이아이 원숭이의 중지가 이상하리만치 가늘고 길다는 점에 주목한다. 그는 아이아이 원숭이의 중지가 라미나무 열매의 배젖을 먹기 위해 진화했다고 주장한다. 아이아이 원숭이가 큰 엄지로 열매를 단단히 붙잡아 강한 앞니로 전달하는 방식의 섭식 행동을 발견한 것이다. 이것을 '입과 손의 연합 가설'이라 하며 "주식이 영장류의 손과 입 모양을 결정한다."고 설명한다.

그렇다면 초기 인류의 주식은 무엇이었을까? 육식임에도 엄니가 없어 다른 동물을 사냥하기에 적합하지 않은 인간은 지방이나 단백질을 상당량 필요로 하는 대뇌를 가지고 어떻게 초원에서 살아남을 수 있었을까? 무기나 덫도 없는, 더구나 사냥 솜씨마저 훌륭하지 않던 인간이 살아남을 수 있었던 길은 무엇일까?

시마 타이조는 다양한 검증을 거쳐 인간은 다른 육식동물이 먹고 남긴 사체와 뼈를 노릴 수밖에 없었다고 주장한다. 인간은 엄지로 석기를 쥐고 뼈를 부수면서 골수를 빼먹는 기술을 획득하게 되었다. 저자는 아프리카 사바나에 동물이 먹고 남긴 사체가 풍부함을 검증했고, 현존하는 하자족 역시 다른 육식동물이 먹고 남은 사체나 골수를 먹는 습관이 있음을 발견했다.

'골수 주식설'을 처음 들었을 때 나는 아무리 아프리카라 하지만 그만한 양의 골수를 어떻게 얻었을까 하는 의구심이 들었다. 그러나 사람의 엄지가 돌을 쥐고 뼈를 부술 수 있는 모양이라는 것을 알게 되자 차츰 그 이론을 이해하게 되었다. 다른 영장류의 엄지는 돌을 강하게 쥐고 사용할 수 없고 사람의 엄지만이 유독 굉장한 힘을 낸다. 골수뿐만 아니라 다른 육식동물이 먹고 남긴 뇌도 먹을 수 있었기 때문에 인간은 맛있고 영양이 풍부한 주식을 얻을 수 있었을 것으로 예상된다.

그 후 대형 포유류를 죽일 만큼의 지혜와 조직력을 획득하고 불을 사용하기 시작하면서 인간은 더욱 큰 진화를 이루게 되었다. 그렇게 되기까지 골수나 남은 사체를 먹었던 길고 긴 시기가 있었다. 고기를 자르고 익히거나 굽는 것이 가능해지기 전에 꽤 오랜 시간 동안 포식자에게 먹히거나 잡히지 않기 위해 도망다녔다.

리처드 랭엄의 『요리 본능』이나 도나 하트의 『사냥당한 사람(Man the hunted)』 등을 읽으면 무기를 갖지 않은 인간이 살아남기 위해 얼마나 치열하게 사투했는지 알 수 있다.

인간의 역사 700만 년 중에 태반은 큰 진화가 없는 시기였다. 거대한 턱을 가진 초식 인류가 나타났지만 살아남은 것은 결국 육식 인류였다. 육식 인류는 뇌 용량 확대라는 변화를 일으키며 500만 년 동안 그 용량이 500mL에서 900mL로 증가했다. 식물성 음식을 섭취하던 초기 인류 시대에는 뇌 용량이 거의 변화하지 않았지만 동물을 쫓아 덫을 놓고 사냥을 해 고기를 먹게 된 인류의 경우 뇌 거대화가 진행되었다.

인간은 육식동물이 남긴 것을 먹고, 포식자의 희생물이 되다가, 직접 도구를 만들고, 불을 사용하고, 집단으로 살며, 덫을 놓아 강한 육식동물과 대립하면서 700만 년 대부분을 소비했다. 그렇게 우리의 신인류 선조는 아프리카를 떠날 수 있었다.

일본인은 아프리카를 떠난 집단이 남방으로 들어와 일본 열도에 정착하면서 조몬인이 되었고, 1만 년 후 쌀농사 기술을 가지고 들어온 야요이인들이 대륙 중부로부터 일본 열도로 들어와 조몬인과 섞이며 일본인이 형성되었다는 설(하니와라 카즈로의 '이중 구조론')이 지금의 주류를 이룬다. 야요이인은 남방에서 아시아를 북상해 한랭한 기후를 견뎌 내면서 중앙아시아 바이칼호 부근에서 살다가 건너온 사람들이다. 일본의 국기(國技)인 스모는 몽골인들이 상위 랭크를 다수 차지하고 있지만, 이들의 외모는 외견상 일본인과 크게 다르지 않다. 이는 일본인의 기원을 찾는 데 있어 흥미로운 사실이 된다.

다음의 도표는 토리하마 조개무지의 출토물로 조몬인들의 섭취 음식을 추려한 그래프다. 이 유적은 물에 잠긴 상태로 양호하게 보존되어 '조몬의 타임캡슐'이라고 불린다. 약 5500년 전의 유물층이 몇 번의 발굴을 통해 60cm의 두께로 발견되었는데 도토리, 호두 등의 견과류 층, 생선 뼈나 비늘 등의 생선 층 그리고 조개껍데기 층이 확인되었다. 가을에 채집한 숲의 음식을 겨울까지 먹고 봄에는 미카타 호수에서 생선이나 조개를 잡았으며, 여름에는 와카사만을 찾아오는 참치, 가다랑어, 방어, 삼치 등의 해수어를 낚아서 먹었다는

조몬 전기의 토리하마 조개무지에서 출토된 주요 음식과 칼로리 비율

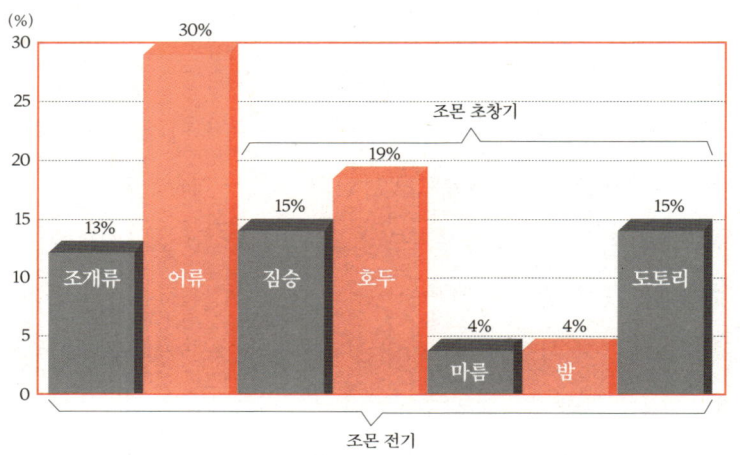

*조몬 시대(일본 역사 분류상 기원전 1300년경부터 기원전 300년까지를 말한다. — 옮긴이)

사실이 드러나면서 계절에 따른 식생활 양상이 밝혀졌다.

 도표를 보면 어패류와 육류가 상당히 높은 비율을 차지한다는 사실을 알 수 있고 탄수화물에서는 견과류가 많은 부분을 차지한다는 사실 또한 확인할 수 있다. 호두는 당질이 없고 단백질과 지방이 대부분을 차지한다. 탄수화물이 20% 정도 포함되지만 그중에는 섬유질이 많다. 당질도 있기는 해도 현대인이 먹는 음식처럼 순식간에 혈당을 올릴 정도는 아니다.

 가혹한 환경에 있던 만큼 에너지 소모도 많았던 이 시기에는 굶주림과의 싸움이 주가 되었다. 즉 이 시기의 인간은 케톤체만으로 살아갔다고 해도 과언이 아니다. 당연히 현대인의 질병인 비만이나 대사 증후군 등과는 인연이 없었을 것이다.

② 농경 개시 이후의 식생활

기원전 8000~7000년쯤 현재의 북시리아의 요르단 강 근처에서 조직적 농경이 시작되었다. 그 후 약 4000년 전에 이르러 농경이 세계적으로 퍼져 나가고 정착되었다. 농경이 시작되기 전의 700만 년 동안 인류는 자연스럽게 당질 제한을 했고, 진화에 필요한 대부분을 수렵, 채집 생활을 하며 보냈다.

농경이 정착되고 밀이나 쌀 등의 당질을 섭취하면서 인간의 혈당은 급격히 상승하기 시작하였다. 탄수화물, 지방, 단백질의 3대 영양소 중에서 혈당에 직접 영향을 주는 것은 탄수화물뿐이기 때문이다. 농사를 짓고 생활하기 시작하면서 단위 면적당 먹일 수 있는 인구가 50~60배로 대폭 늘어났다. 그것은 굶주림에 시달려 온 인류에게 좋은 점임이 분명하다. 하지만 안타깝게도 곡물을 먹음에 따라 혈당 상승과 인슐린 추가 분비가 일어나면서 췌장에 부하가 많이 걸리게 되었다. 농경 개시 이후 1만 년 동안 인류의 췌장 베타세포는 그 이전에 비해 부하가 많이 걸리고, 쉼 없이 일해야만 하는 상황에 처하게 된 것이다. 혈당 변동폭은 수렵, 채집을 하던 때에 비하면 적어도 두 배 이상 상승되었다. 이렇듯 인체는 곡물에 의존해 살아가는 유전적 시스템이 없다.

③ 정제 탄수화물 등장 이후의 식생활

18세기 서구권에서 밀의 정제 기술이 발명되었다. 일본에는 에도 중기에 흰쌀을 먹는 습관이 정착되면서 정미 기술이 향상되었다.

최근 200~300년 사이 세계 각지에서 정제된 탄수화물의 섭취가 늘었다. 현재 세계 많은 나라의 주식이 흰 빵이나 흰쌀 등의 정제된 곡물이다. 정제된 곡물은 가파르게 혈당을 상승시킨다.

흰 빵이나 흰쌀을 먹으면 공복 혈당이 100mg/dL일 경우 식후 혈당이 160~170mg/dL까지 상승한다. 이 정도로 급격하게 혈당치를 상승시키는 식품은 700만 년 인류사에서 그 유래를 찾아볼 수 없다.

추가 분비되는 인슐린도 미정제 곡물을 섭취할 때에 비해서 더 대량으로 분비될 수밖에 없다. 특히 인스턴트 식품이나 청량음료 등은 인슐린 과잉을 초래한다. 인슐린을 대량으로 분비하는 상태가 40~50년 동안 지속되면 췌장이 망가지고 인슐린 분비 기능이 저하되어 당뇨병에 걸린다. 인슐린 분비 능력이 높은 사람은 점진적으로 비만, 대사 증후군이 된다. 게다가 당질의 중독성 때문에 당질 섭취를 중단하기 어렵다.

에베 코지에 따르면, 700만 년간 일정하게 유지되던 인류의 혈당 변동폭이 농경 개시 후 약 두 배가 상승되었고, 정제된 탄수화물 섭취가 시작된 최근 200년 동안 세 배가 상승되어 인간은 인슐린을 대량으로 분비할 수밖에 없게 되었다.

당뇨병 환자가 1인분의 당질을 섭취하면 미정제 곡물이라 하더라도 식후 혈당이 200mg/dL를 가볍게 넘겨 버린다. 가파른 식후 혈당을 '포도당 스파이크'라 부르는데, 이는 동맥경화를 일으키는 원흉이 된다. 정제 탄수화물을 섭취할 때 건강한 사람이라도 생기는 160~170mg/dL 정도의 식후 고혈당 상태를 에베 코지는 '포도당 미니 스파이크'라고 이름 붙였다. '포도당 미니 스파이크'가 부지불식간에 생체의 항상성을 교란하고 알레르기 질환을 악화시키거나 생활습관 병의 원인이 되기도 한다.

초밥이나 파스타의 요리사, 라멘점 점주 등에게 중증 당뇨병이 많은 것도 직업병으로 미니 스파이크를 피할 수 없기 때문이다.

게다가 격한 노동을 하는 사람들이 '저칼로리식'을 권고받으면 금방 지쳐서 일을 할 수 없기 때문에 기존의 당뇨병 치료의 효과를 보기 어려워 중증화되면서 비극을 맞이한다. 세계에 범람하는 생활 습관 병의 원흉은 최근 50년 남짓한 기간 동안 급속하게 증가한 정제 탄수화물이나 정크푸드에 의한 포도당 미니 스파이크와 인슐린의 과잉 분비 때문이다.

이미 WHO(세계보건기구)는 성인과 아이를 위한 당질 섭취 가이드라인(하루 설탕 섭취량을 6티스푼 정도(25g), 총 에너지 섭취량의 10% 미만으로 해야 하며, 5% 미만이 더욱 효과적이다.)을 발표했다.(2015년 3월) 미국은 당류가 가져오는 건강 문제나 사회에 미치는 악영향이 마치 '담배나 술'과 같기 때문에 '설탕세'를 도입 하자는 논의까지 하고 있다.

앞으로 우리들이 주의해야 하는 것은 지금까지 여러 번 반복했듯 '지방량'이 아닌 '당질량'이며, 구체적으로는 흰쌀을 중심으로 한 당질 제한과 가파르게 혈당을 올리는 설탕이 들어 있는 음식이 될 것이다. 후생노동성이 추진하는 '쌀밥을 중심으로 하는 균형 잡힌 식사', '밥을 먹는 것이 기본'이라는 식의 접근법을 재검토해야 할 필요가 절대적으로 필요하다는 말이다.

02

문명이 만든 식생활에서 질병이 발병한다

나는 쌀밥을 매우 좋아하지만 당뇨병이 발병된 후부터 쌀밥을 먹지 않았다. 우리 병원은 산부인과 클리닉이지만 최근 들어 당뇨병 환자도 많이 방문하고 있다. "밥을 끊으면 당뇨병이 낫습니다."라고 말하는 나의 말에 "저는 밥을 매우 좋아해서 끊을 수 없습니다."라고 답하는 사람이 많다. 나 역시 그 마음을 너무나도 잘 안다. 하지만 나는 7년 전 쌀 자체를 아예 끊어 버렸다. 그것이 건강을 지키는 지름길이었기 때문이다.

일본인은 옛날부터 쌀을 먹어 왔다?

일본에서 쌀농사를 지은 기간은 3000년 정도에 불과하다. 일본인이 항상 배부르게 쌀을 먹었는가 하면 그런 것도 아니다. 에도 시대에 벼농사가 특히 번성했지만 쌀은 지금의 화폐와 같았기 때문에 무사가 관리했고 농민, 서민은 쉽게 먹을 수 없었다. 200년 전에도 서민은 쌀을 먹을 수 없었다. 홋카이도 둔전병의 식사는 보리, 밤, 피가 대부분이었다. 청일 전쟁 당시 군대를 모으기 위해 "하루에 쌀 여섯 되를 먹게 해 준다."는 문구로 군사를 모았다는 일화가 있을 정도니 당시의 서민들에게 쌀이 얼마나 매력적이며 높은 가치가 있었는지 짐작할 수 있다.

최근까지 일본은 쌀 생산량이 낮아 모든 국민이 먹을 수 있는 양을 생산해 낼 수 없었다. 쌀이 일본 내에 고루 퍼져서 누구나 먹을 수 있게 된 것은 아키타 현 하치로가타의 간척 사업이 끝난 1960년대부터다. 많은 연구에서 제2차 세계대전 후에야 겨우 쌀이 '주식'이 될 수 있었다고 이야기한다. 흰쌀이 귀하다 하여 은쌀(긴샤리, 銀シャリ)이라고 부르기도 했고, "배부르게 밥 한 번 먹고 죽고 싶다."는 말을 했을 정도로 쌀을 먹는 것은 서민의 동경의 대상이었다.

단명촌, 한 말 밥을 먹는 마을

도호쿠 대학 의학부 명예교수 콘도 쇼지 박사는 자신의 책 『일본의 장수 마을, 단명촌(日本の長寿村, 短命村)』에서 일본 내에 있는 990곳 이상의 마을을 답사해서 식습관이 수명에 미치는 영향을 정리했다. 이 책의 부제는 '녹황색 채소, 해조, 대두의 식습관이 중요하다.'로 되어 있지만 박사의 주된 주장은 '쌀을 많이 먹는 마을은 단명한다.'는 것이다.

젊을 때부터 쌀을 많이 먹은 사람은 단명한다. 가령 도호쿠 지방 쌀 곡창 지대 사람들이 그렇다. 그중에서도 특히 아키타 현이 가장 단명을 많이 하는데, 이곳 쌀 곡창 지대에서 흰쌀밥을 많이 먹는 것으로 밝혀졌다. 이들은 짠무된장절임, 가지된장절임 등을 반찬으로 새하얀 밥을 놀랄 만큼 많이 먹는다. (중략) 소금기가 없다면 흰쌀밥을 많이 먹을 수 없다. (중략) 이런 식사를 젊을 때부터 해 왔던 사람은 모두 40세쯤부터 뇌출혈로 쓰러진다. 결국 이것이 단명의 원인이 된다.

콘도 박사에 따르면 시마 지방의 해녀가 장수하는 이유는 고구마나 보리를 주식으로 대두, 채소, 생선, 해조류 등을 먹기 때문이다. 그녀들에게 단 과자를 건네주면 많이 먹지 않는다. 해녀들은 전복을 딸 때 배가 무거워져서 단 것을 많이 먹지 않는다고 말한다. 해녀의 일을 통해서 과자가 몸에 좋지 않다는 사실을 몸소 깨우친 것이다.

반면 같은 해녀라도 이시카와 현 와지마의 해녀는 대조적으로 단명한다. 그들은 '한 치 이 분 깎은 쌀(一寸二分づきの米, 치, 분은 일본의 비율 단위로, 한 치는 십 분을 나타낸다. 그러므로 한 치 이 분은 십이 분, 즉 열두 번을 깎았다는 뜻으로 그만큼 많이 정제했다는 의미가 된다. ― 옮긴이)'을 먹기 때문이다. '한 치 이 분 깎은 쌀'이란 극도로 정미한 쌀로, 흰쌀 그 자체를 말한다. "우리들은 사람들이 즐겨 먹는 검은 쌀은 먹지 않습니다."라고 와지마의 해녀는 말한다. 시마의 해녀와 와지마의 해녀는 쌀에 대한 태도가 전혀 다르다. 콘도 박사는 이것이 수명에 영향을 준다고 말한다.

콘도 박사는 오키노에라부시마 섬 안에 있는 단명촌도 방문했다. 그러자 다른 부락은 논이 없어서 고구마와 잡곡을 주식으로 먹는 데 반해 이 부락만 옛날부터 쌀을 많이 먹어 온 것이 밝혀졌다. 한편 산인(山陰)인 지방에는 곡창 지대인데도 장수하는 마을이 있었다. 콘도 박사가 그 마을 역시 방문했더니 마을 사람들이 쌀 곡창 지대에 살면서도 쌀밥을 먹지 않는 것이 밝혀졌다. 그들은 쌀을 팔기 위해 농사를 짓지 스스로 먹기 위해서 짓지 않았다. 주식은 고구마와 보리였고 해조류나 채소 역시 자주 먹었다. 이 마을에서 메이지 시대의 마을 규칙을 써 놓은 서류가 발견되었다. "최근 들어 마을 사람들이 모두 사치를 한다. 쌀이 많아졌기 때문에 예부터 지금까지 보리를 먹어 온 사람들까지 쌀만 먹게 되었다. 우리 고려촌만큼은 그런 사치를 하면 안 된다. 쌀이 많아도 이는 팔기 위한 상품일 뿐이기 때문에 마을 사람은 보리와 고구마를 주식으로 해야 한다." 이 마을은 쌀밥을 마음껏 먹어도 되는 날을 정해 두었지만, 그날은 다 해도 1년에 10일 정도에 불과하다.

시코쿠의 쌀 곡창 지대 역시 장수 마을이었는데 이 마을 사람들 역시 쌀밥을 먹지 않았다. 이들은 쌀은 옛날부터 판매용이었다고 말했다. "쌀밥을 먹고 싶지만 마음껏 먹을 수 없다. 여기는 유명한 빈민 지역이다. 예전에는 쪽 사업이 번창했지만, 쪽이 사양길에 접어들고 나서 환금할 것이 없다. 그래서 팔 수 있는 쌀을 전부 팔아 버리는 것이다."

수많은 마을을 답사하면서 콘도 박사는 쌀을 많이 먹는 마을은 단명하고 먹지 않는 마을은 장수한다고 결론지었다.

"일본인은 옛날부터 쌀을 주식으로 해 왔다.", "일식은 건강 장수의 근원이다."라고 주장하는 최근 당뇨병 권위자들의 의견과는 상반되는 셈이다.

흰쌀 때문에 목숨을 잃던 시대

영양학 역사를 조사해 보면 최근에 와서야 겨우 알려진 사실도 많고 아직 여러 설이 분분해 정설이 없는 경우도 있다. 특히 영양 대사 경로나 비타민의 존재 등은 최근에 발견되었고, 지방이나 콜레스테롤 대사 등은 밝혀지지 않은 것도 많다.

괴혈병의 원인에 관한 이야기는 유명하다. 지금은 괴혈병의 원인이 비타민 C의 결핍이라고 알려져 있지만 대항해 시대인 15세기 말부터 18세기에 이르는 동안에는 이 질병의 원인이 밝혀지지 않았기 때문에 항해 중에 많은 사망자를 냈다. 사람들은 이 병을 해적보다 더 무서워했다.

바스코 다 가마가 인도 항로를 발견한 항해에서 180명의 선원 중 100명이 비타민 C 부족 때문에 목숨을 잃었다. 사람들은 오랜 기간 동안 그 원인을 알지 못했다. 비타민 C와 괴혈병의 관계가 밝혀진 것은 그로부터 한참이 지난 1932년의 일이었다.

일본의 각기병 일화도 유명하다. 각기는 비타민 B1 결핍 때문에 일어나는 질병으로 에도 시대에 흰쌀을 먹는 풍습이 보급된 계층에서 급속히 퍼졌다. 과거 일본은 헤이안 시대부터 교토의 황족이나 귀족 등 상류 계급을 중심으로 각기가 발생했다. 에도 시대의 에도 지역에 정미된 흰쌀을 먹는 풍습이 퍼져 나갔기 때문에 쇼군을 비롯한 상층 무사 중에서 각기 환자가 늘어났다. 도쿠가와 13대 쇼군 이에사다는 각기로 인한 심장발작으로 35세에 사망했다. 뒤를 이은 14대 쇼군 이에모치도, 부인(황녀 카즈노미야)도 각기로 사망했다. 겐로쿠 시대(1688~1704)는 일반 무사와 상인 계급까지 대유행하기 시작했다. 가난 때문에 흰쌀을 먹을 수 없었던 지방 무사도 에도에 상경하면 흰쌀을 주식으로 했기 때문에 에도 주재 기간이 길어지면 이 병에 걸리는 예가 많았고 그 때문에 '에도 병'으로 불렸다.

지금부터는 이타쿠라 키요노부의 『각기의 역사(脚氣の歷史)』를 참고로 그 후에 진행된 각기병에 대해 살펴보겠다.

메이지 시대가 되자 각기는 국민병으로 점점 더 유행했다. 희한하게도 이 질병은 일본 이외 그 어느 나라에서도 발생하지 않았다. 지금 생각해 보면 '혼사 정미법(현미에 마찰재를 섞는 정미법)'이 보급되어 완전히 정백된 흰쌀을 싸게 얻을 수 있게 된 사실과 관련 있어 보인다. 비타민은 쌀겨나 보리 등에 많이 들어 있기 때문이다.

메이지 6년(1873년)에 공포된 징병령의 핵심은, 군대에서 하루 여섯 되(에도 시대의 '1인 후치(무사의 급여)'는 하루 현미 다섯 되)의 백미를 먹게 해 준다는 특전이었다. 이것은 굉장히 매력적인 특전임에 틀림없다. 그러나 이 때문에 각기는 제국 군인의 직업병이 되었다. 일본의 건군기에 해군은 영국을, 육군은 초기에는 프랑스 이후에는 독일을 모범으로 삼았다. 육군의 군의총감이었던 모리 린타로는 각기를 독일 의학의 흐름에 따라 '세균 감염이 원인'이라고 생각했다.

한편 해군 군의가 되어 영국에 유학했던 다카키 카네히로 등은 각기병이 보리나 메밀 등을 먹으면 낫는 것을 보고 각기의 원인이 백미 중심의 식사에 있지 않을까 생각했다. 하지만 육군의 모리는 해군의 쌀 유래설을 호되게 비난하면서 배격했다. 그 결과 육군은 매우 많은 희생자를 낸다. 스즈키 우메타로가 오리자닌(스즈키 우메타로는 쌀에서 오리자닌이라는 물질을 발견했는데, 나중에 이것이 비타민 B1으로 밝혀진다. ─ 옮긴이)을 발견하고 나아가 비타민을 발견할 때까지 이 참상은 계속된다. 육군이 '흰쌀 여섯 되'를 중단하고 보리 3할의 군대식을 채용한 시기는 해군보다 30년이나 늦은 1913년이었다.

각기는 타이쇼 시대(1912~1926) 이후 정미된 흰쌀이 보급됨에 따라 더욱 많은 환자를 내고 결핵과 함께 2대 국민병으로 불리게 된다.

각기의 연구사에서 우리는 배울 것이 있다. 새로운 각기 연구는 메이지 13년(1880년) 해군 군의 다카키 카네히로의 귀국에서 시작된다. 당시 일본 의학은 독일 의학이 주류를 이루었지만 해군은 영국의 흐름을 따랐다. 영국에서 유학하고 돌아온 다카키는 "영국 해군은 각기가 전혀 없는데 왜 일본 해군은 20~40%나 각기가 발생하는 것일까?" 하는 의문을 가졌다.

다카키는 그 원인이 식사의 차이에 있다고 생각했다. 그가 보기에 양식을 먹는 영국 군인의 식사에 반해 일본 해군의 식사는 상당히 빈약했기 때문이다. 장교는 그나마 나은 편이었지만 병사는 대부분 단백질이 없는 식사를 했다. 각기는 장교보다는 병사에게 많이 발병했다.

메이지 16년(1883년) 천황이 각기에 걸렸을 때, 다카키는 자신의 가설(각기는 탄수화물 과식과 단백질 부족으로 일어난다.)에 대해 천황을 알현해서 아뢴다. 이것이 계기가 되어 일본 해군은 병사식을 과감히 양식으로 바꾸었다. 그러나 육군은 이 생각을 받아들이지 않았다. 각기가 영양 결핍에서 생긴다는 것은 영양학의 상식을 무시하는 것이라며 오히려 세균설을 주장했다.

그 후 메이지 17년(1884년) 해군 군함 쓰쿠바가 원양 항해에 나선다. 그보다 1년 전 원양 항해에서 군함 류우조우의 병사 371명 중 160명에서 각기 환자가 발생해 그중 25명이 사망했다. 병사식을 양식으로 바꾸고 똑같이 항해하자 극적인 결과가 나타났다. 쓰쿠바에서 14명의 각기 환자가 발생했지만 사망자는 전혀 없었던 것이다.

메이지 14년(1881년) 일본 전국의 투옥 규칙이 변경되면서 흰쌀밥에서 보리밥 식사로 바뀌었다. 그러자 감옥의 각기가 눈에 띄게 줄다 마침내 없어지게 되었다.

그러나 육군은 여전히 그 결과를 받아들이지 않았다. 그들은 그대로 청일 전쟁에 돌입하였고 전장에 흰쌀만 보냈다. 청일 전쟁에서 전사자는 453명이었으나 4만 8000명이 각기에 걸렸고 그중

2410명이 사망했다. 육군의 의무 책임자인 모리 린타로 등은 끝까지 자신의 잘못을 인정하지 않았다. 같은 전쟁에서 보리밥을 지급받은 해군은 각기가 거의 발생하지 않았는데도 마찬가지였다. 이어진 러일 전쟁에서는 전사자가 4만 7000명인데 비해 각기 환자는 21만 2000명으로 그중 2만 8000명이 사망했다. 국민 중 각기 사망자의 수는 타이쇼 말기에 연간 2만 5000명을 넘었고 쇼와 시대(1926~1989)에 들어와서도 중일 전쟁의 확전 등으로 식량 사정이 악화된 쇼와 13년(1938년)까지 매년 2만 명 정도 사망했다. 사망자가 1000명을 하회한 것은 겨우 1950년대 후반이 되어서였다. 쇼와 25년(1950년)에 3968명, 쇼와 30년(1955년)에 1126명, 쇼와 35년(1960년)에 350명, 쇼와 40년(1965년)에 92명이 각기로 사망했다.

양식으로 해결의 길을 열다

일본의 의학자들은 보리밥 채택에 따른 각기 극복의 길을 실증적으로 확인하면서 새로운 영양소인 비타민 발견의 길을 꾸준히 밟아 왔다. 그러나 본래 그 업무를 담당해야 할 동경대 의학부와 육군 의무당국의 관계자들은 보리밥파(派)나 쌀겨파를 제압하고 연구의 길을 닫아 버렸다. 그들이 '보리밥이 각기에 효과 있다는 사실'을 빨리 인정했다면 역사는 바뀌었을 것이다. 해군에 카레를 보급시킨 다카키 타카히로는 그 후 지케이카이 의과대학의 창시자가 되었다. 의사였던 다카키 카네히로는 보신 전쟁(1868년에 시작된 유신 정부군과 구 막부군 사이의 전쟁 — 옮긴이)에서 관군 군의로 종군했다. 그는 서양 의술을 터득한 외과의사 세키 간사이의 수술 기법을 눈으로 확인한 후 서양 의술의 뛰어남을 깨닫고 영국에 유학했다. 영국에서 실증주의 의학을 접하고 귀국해 그것을 해군에 시험하면서 각기의 원인을 영양학에서 찾았던 것이다.

안타깝게도, 지금의 지케이 의대 교수는 '일식은 세계에서 으뜸가는 건강식이자 장수식'이라고 어떤 실증도 없이 말하고 있다. 그러나 일본 국민병이었던 각기를 해결한 것은 쌀밥 일변도였던 당시의 식생활에 양식을 도입한, 지케이 의대 창시자 다카키 카네히로의 뛰어난 식견 덕분이었다.

각기를 둘러싼 연구사를 보면 '과학 연구'라기보다 파벌이나 권력 투쟁으로 얼룩진 역사였음을 알 수 있다. 사실을 제대로 보려하지 않는 연구자들이 권력을 쥐었기 때문에 각기의 원인을 밝히는 데 시간이 걸렸고 많은 희생자를 냈다.

그런데 '흰쌀을 먹으면 건강이 파괴된다.'는 영양학의 역사는 작금의 당뇨병 당질 제한 치료 도입의 시비를 둘러싼 논쟁과 꼭 닮아 있다.

환자의 상태가 확실하게 좋아지는 당질 제한식을 실천해 보지도 않고 공격하면서 사실에는 눈길을 주지 않는 권위주의가 존재한다. 이는 각기 논쟁 당시와 매우 닮아 있으며 그 사고 과정은 여전히 이상하다고밖에 볼 수 없다.

각기병의 원인을 우리는 100년 전만 해도 알지 못했다. 몸에 좋다고 믿어 의심치 않는 음식을 먹고 목숨을 잃는 질환에 걸린다는 사실은 음식이 생존에 얼마나 중요한 영향을 미치는지 역설적으로 가르쳐 준다. 문명이 만들어 낸 음식으로 질병이 발병한다는 귀중한 경험을 각기를 통해 알 수 있게 된 것이다.

'우리 몸에 어떤 음식이 필요하고 무엇이 중요한가'에 대해 알려진 것은 사실 상당히 최근의 일이며 아직 알려지지 않은 사실도 많다. 하지만 일본은 이와 같은 귀중한 역사를 교훈 삼아 배우려 하지 않고 있다.

이 책을 쓰던 2015년 4월 콜레스테롤 섭취량 상한선이 철폐되었다. 지금까지 30년이나 계속된 식사 제한이 21세기인 지금에서야 조금씩 변하고 있다.

03
밥 중독에서 탈출하자

"쌀이 목구멍 안쪽을 지나면 설탕과 같다."

영양학적으로 쌀은 설탕과 같다. 밥 한 공기를 150g이라고 하면 당질량은 55g으로 각설탕으로 환산하면 17개에 해당한다. 이렇게 설명하면 거부 반응을 보이는 사람이 많으리라 짐작한다. 설탕이 나쁘다는 것은 인정하지만 쌀이 나쁘다는 것은 인정할 수 없다고 말하는 사람도 있다.

당뇨병에 있어 쌀이란 무엇인가?

이와 관련해 실제로 실험한 사람이 있다. 당시 2형 당뇨병이었던 카스테라 씨는 식빵, 오차즈케(녹차에 밥을 말아 먹는 일본 요리 — 옮긴이), 설탕물, 우동을 먹고 각각 식후 혈당 변화를 살펴보았다.

설탕물을 먹을 때는 쌀에 포함된 당질과 같은 양의 각설탕을 물에 녹였다. 아래 그래프는 식후 30분, 60분, 90분, 120분에 측정한 혈당이다. 다음 페이지의 그래프는 식후 60분과 120분에 측정한 혈당을 그래프로 나타낸 것이다. 60분을 기점으로 오차즈케도 설탕물과 같은 변화를 보인다. 그러나 아래 그래프를 살펴보면 설탕물이 얼마나 빠르게 혈당을 올리는지 살필 수 있다. 설탕물은 오차즈케보다 빨리 혈당을 올리지만 60분 후에는 같아진다. 그리고 120분 후에는 오차즈케 쪽이 혈당이 높아진다.

밥과 설탕물은 혈당을 올리는 점이 같고 장시간 높은 상태를 유지한다는 점에서도 우열을 가리기 어렵다. 다만 설탕물은 순식간에 고혈당이 된다는 점에서 소위 '페트병 증후군'이 어떤 것인지 한눈

<u>식후 혈당 변화</u>

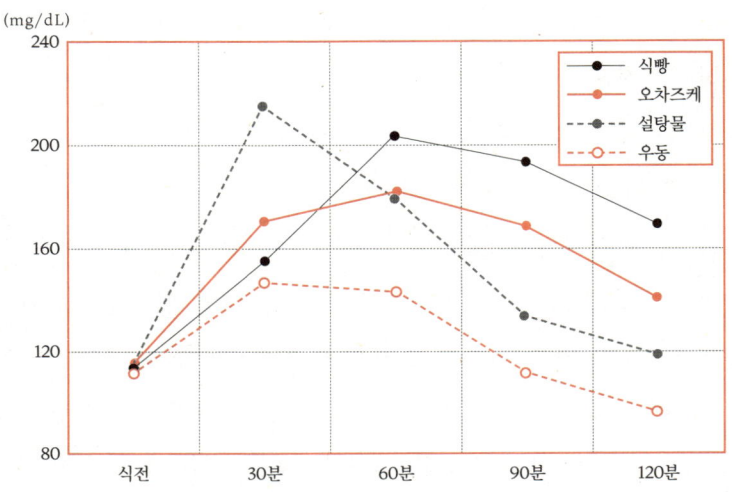

식후 혈당 변화

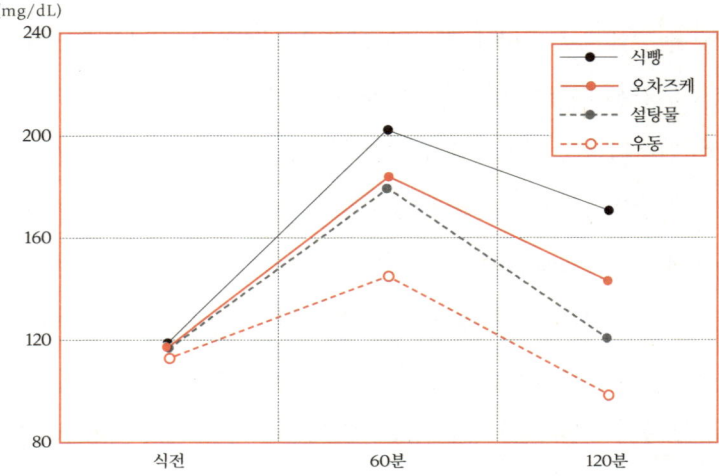

에 알 수 있다. 밥과 설탕물이 한 시간 후에는 같은 수준의 혈당이 된다는 것을 기억해야 한다. 이를 보면 쌀이 얼마나 뛰어난 '정제 당질'인지를 알 수 있다.

설탕과 쌀밥 중에 왜 쌀밥이 더 무서울까?

문제는 여기서부터다. 카스테라 씨는 각설탕을 17개 녹인 물을 마시는 것은 무척이나 어려웠다고 말한다. 너무 달았기 때문이다. 문제는 쌀을 먹을 때 전혀 '달게 느껴지지 않는다.'는 것이다. 씹으면 단맛이 올라오지만 기본적으로는 맛이 진하지 않은 것이 특징이고 그런 점에서는 빵도 마찬가지다. 달고 마시기 어려운 설탕물과 먹기에 전혀 고통스럽지 않은데도 똑같은 당질이 들어 있는 쌀이나 빵은 우리의 식생활에 어떤 영향을 미칠까?

우리는 후생노동성이 권장하는 식사 균형 가이드를 자주 접한다. 보통 주식으로, 반찬으로, 과일로, 탄수화물을 섭취하는 것을 '균형이 잘 잡혔다.'고 말한다. 산모의 경우 임신 후기 밥으로 여덟 공기를 먹도록 지도한다. 이는 각설탕 100개에 해당한다. 설탕으로 먹는다면 필시 다 먹을 수 없었을 테지만 쌀이라면 가능하다. 즉 쌀은 불편함 없이 대량으로 먹을 수 있는 설탕과 같다. 달지 않아서 무의식 중에 많이 먹을 수 있다. 식빵이나 국수, 떡도 마찬가지다. 그다지 단맛은 없지만 몸에 들어가면 그 성분이 설탕과 같다는 사실을 잊어서는 안 된다. 쌀이 가진 매력 때문에 당뇨병으로 시작되는 다양한 질환을 불러일으킨다는 점을 명심해야 한다.

'당(糖)'이라는 글자는 '쌀 미(米)' 자로 구성된 한자다. 의학이 쌀의 성분을 분석하지 못했던 시절에도 이 글자가 사용되었음을 기억할 필요가 있다. 쌀은 당이 된다.

당질이 가진 마약적 의존성

밥을 먹고 힘을 내라, 영양을 취하라고 말하지만 사실 밥의 대부분이 당질로 이루어져 있다. 정미 과정에서 비타민 B1을 비롯한 다수의 비타민은 거의 없어지고 미네랄이나 단백질도 영양분이 되기는 역부족이다. 균형 좋은 식단의 중심으로 삼기에는 많은 의문점이 생긴다.

쌀에는 영양가가 없다

	탄수화물	비타민 A	비타민 D	비타민 E	비타민 K	비타민 B12	비타민 C
각설탕 (1개)	3	0	0	0	0	0	0
밥 (한 그릇)	55	0	0	0	0	0	0
우엉	20	0	0	0.9	0	0	2
낫토	18	0	0	0.8	900	0	0
달걀	1	210	2.7	1.5	18	1.4	0
돼지고기	7	5	1.8	0.5	9	1.5	53
치즈	2	390	0	1.7	3	4.8	0

출처: 와타나베 히로유키 의사(오키나와 구쿠라 클리닉 원장)가 작성한 자료

밥을 먹을 때는 반찬을 필수로 먹는다. 가령 맵고 짠 젓갈이나 김치 등은 밥과 세트로 생각되는 식품이다. 이들과 함께 먹으면 염분과 당질 세트를 다량으로 섭취하는 꼴이 된다. 결국 혈압도 오른다.

『탈 설탕 선언』을 쓴 준텐도 대학의 시라사와 타쿠지는 그의 책에 "흰쌀은 마일드 드럭(mild drug, 급격한 위험성은 없지만 강력한 중독성이 있어 서서히 신체를 좀먹는 음식, 설탕이 가장 대표적이다.)이다."라고 썼다. 그는 설탕이 가진 의존성은 마약과 같다고 이야기한다. 우리는 피곤해지면 단것을 찾는다. 초콜릿이나 케이크를 먹으면 피곤이 풀리는 기분을 느낀다. 매일 탄산음료나 주스를 페트병으로 한

병 이상 마시는 사람이 있다. 커피에 꼭 설탕을 넣어야만 하는 사람도 있다. 그것뿐만이 아니다. 사람들은 밥 이외에도 라면을 자주 먹는다. 패스트푸드나 편의점, 패밀리 레스토랑에서 빵이나 파스타 역시 자주 먹는다. 간식에는 과자, 빵 등이 많다.

'식후에 졸리다, 몸 상태가 자주 나빠진다, 집중력이 없다, 감정 컨트롤이 곤란할 때가 있다…….' 등의 항목에 들어맞는 사람의 경우 마일드 드럭의 부작용에 시달리고 있을 가능성이 크다고 시라사와 교수는 설명한다.

각성제나 코카인, LSD 등 심한 중독성이 있는 약물을 보통 '하드 드럭(hard drug)'이라 부른다. 이에 비해 마리화나나 알코올, 니코틴 등이 포함된 중독 위험이 적은 약물을 '소프트 드럭(soft drug)'이라 부른다.

마일드 드럭은 특별히 법률로 금지하지 않고 위험하다는 경고도 해 주지 않기 때문에 정작 본인도 중독인지 모르는 경우가 많다. 하지만 마일드 드럭 역시 다른 '드럭'과 마찬가지로 뇌 안에 있는 보상 시스템을 자극해서 도파민이라는 신경 전달 물질을 분비시킨다. 그 결과 뇌에서 강렬한 쾌감을 느끼게 된다. 단맛 나는 과자나 정크 푸드도 여기에 포함된다. 설탕은 그중에서도 가장 중심이 되는 마일드 드럭이다. 설탕은 그 소비량이 많을수록 뇌 기능이 떨어지는 경향이 있다.(MIT 알렉스 샤우스 교수의 연구) 설탕을 과잉으로 섭취하면 공격적인 행동이나 불안, 짜증, 초조, 집중력 결여 등을 일으킨다는 사실 역시 알려졌다. 혈당의 급격한 변화가 심신 불안정으로 이어질 수 있다는 말이다.

중요한 것은 흰쌀이나 설탕 전부가 '악(惡)'은 아니라는 점이다. 무엇보다 음식의 성질을 정확히 알아두는 게 중요하다. 흰쌀을 먹으면 급격하게 혈당이 올라가고 그 상승폭이 설탕에 견줄 정도로 높다는 것, 그리고 당질은 의존성이 있다는 것을 기억해야 한다. 이것을 모르면서 당뇨병을 비롯한 성인병을 고치기 굉장히 어렵다.

음식 본래의 성질

복어는 맛있는 생선이지만 잘못 먹으면 목숨을 잃는다. 흰쌀로 인하여 많은 사람들이 목숨을 잃었던 시절 역시 있었고, 지금도 잘못된 방법으로 섭취하여 질병에 노출되는 경우가 매우 많다. 밀 역시 혈당을 올리는 빵, 파스타의 재료가 된다. 물론 쌀이나 밀은 굶주림으로부터 인류를 구해 냈고 인구의 폭발적 증가에도 큰 도움을 주었다. 추위나 더위에 직접적으로 부딪히고 이동 수단도 도보밖에 없으며 일용할 양식이 간당간당하던 시대에 곡물은 아주 큰 도움이 되었다. 일본 개화기에 사카모토 료마는 토사(시코쿠의 한 지방)에서 에도(지도상 직선 거리로 600km쯤 되는데, 이는 부산에서 평안북도까지의 거리에 해당된다. ─ 옮긴이)까지 걸어갔다. 그때 주먹밥이 도움이 되었던 것은 확실하다. 그러나 지금은 상황이 달라졌다. 여름에 특별히 땀을 흘리지 않고 겨울에도 체온을 유지할 수 있어서 에너지가 옛날만큼 필요하지 않다. 또 편리한 교통수단이 있어 우리의 운동량과 대사 역시 변화했다. 움직임은 상당량 줄어든 데 반해 새로

당뇨병에 따른 사망률(인구 10만 명당) 지역별 순위

전국 평균	11.0%

◆ 워스트 7		(%)
1위	도쿠시마	17.6
2위	카가와	17.4
3위	후쿠시마	16.1
4위	아오모리	16.0
5위	야마나시	15.1
6위	고치	15.0
7위	아키타	14.9

◆ 베스트 7		(%)
47위	카나가와	7.1
46위	시가	7.3
45위	아이치	8.2
44위	기후	8.7
43위	교토	9.4
42위	도쿄	9.6
41위	나라	9.8

출처 : 2013년 인구동태총계(후생노동성)

나온 수많은 당질 식품에 둘러싸인 채 살아가고 있는 것이 우리의 현실이다.

일본에서 당뇨병이 많은 곳은 도쿄나 오사카가 아닌 도쿠시마, 카가와, 시마네, 아오모리 현이다. 이 지역들의 공통점은 농업이 발달한 조용한 전원 지대라는 점이다. 이에 반해 카나가와 현은 단연코 당뇨병이 적다.(카나가와 현은 요코하마 시가 속한 지역으로 도쿄 대도시권의 일부를 형성한다. — 옮긴이) '역시 사람은 쌀을 먹어야 한다.', '쌀을 먹지 않으면 힘이 나지 않는다.'와 같은 맹신은 과연 사실일까? 이제 쌀에 대한 환상에서 벗어나 냉정하게 우리가 먹는 음식과 섭취 방법에 대해 검토해 보아야 할 때가 아닐까?

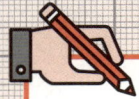

칼럼 2
설탕은 티스푼으로 한 숟갈 정도만!

미국 듀크 대학 생활습관의학 클리닉에서는 환자에게 설탕 한 티스푼의 중요성에 대해 교육한다. 웨스트맨 교수의 클리닉 벽에는 티스푼 한 숟갈 분량의 설탕 사진이 걸려 있고 그 옆에 아래의 문구가 적혀 있다.

- 정상 혈당을 유지하려면 설탕은 티스푼으로 한 숟갈 미만으로!
- 건강한 공복 혈당의 상한은 100mg/dL
- 인간의 전체 혈액량은 약 5L
- 티스푼 1개는 설탕 5g

자, 계산해 보자.

- 100mg/dL=1000mg/L
- 5L의 혈중에는 5000mg의 설탕
- 티스푼 한 숟갈의 설탕 5g

웨스트맨 교수는 환자들에게 1일 20g으로 당질을 제한한다 해도 체내 혈중량의 네 배를 섭취하게 된다고 가르친다.
"혈당과 체내 전체 혈액을 알면 간단히 계산할 수 있지만, 의외로 인체 과학은 많이 알려지지 않았다. 보통 코카콜라 한 병에는 티스푼 일곱 개 분량의 설탕이 들어 있다. 매일 코카콜라를 2L씩 마시던 인슐린 투여 환자가 이 사실을 알고 당질을 제한했더니 인슐린을 맞을 필요가 없어졌다. 똑똑한 환자에게 이런 정보는 최고의 교육이 될 가능성이 있다."

교수는 매월 이 모임을 개최해 당질 제한에 따른 식사요법 교육에 매진하고 있다.

이를 볼 때 하루에 당질이 170g이나 필요하다고 말하는 일본 당뇨병학회 의사는 매우 잘못 알고 있는 셈이다.

part 06

당질 제한 비판

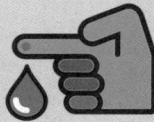

달걀에는 당질이 거의 없다.
수분을 빼면 40%가 지방이다.
달걀의 에너지원은 포도당이 아니라
지방에서 만들어지는 케톤체다.
파충류, 양서류, 어류, 조류 등은
거의 난생으로 태어날 때 당질을 필요로 하지 않는다.
대부분의 척추동물은 태생기에 케톤체를 사용하고 있다.
육식 포유류인 사자나 호랑이도 마찬가지다.
만약 케톤체가 태아에 기형을 유발한다면
대부분의 생물은 살아남을 수 없었을 것이다.

01
당질 제한 비판을 비판하다

　일본 당뇨병학회의 학회지《당뇨병》2014년 7월호에 '편집자에게 보내는 편지' 두 통이 게재되었다. 편지 형식으로 구성된 당질 제한식 비판 글은 일본 당뇨병학회의 입장을 대변하는 것이나 다름없었다. 나는 이를 면밀히 살피지 않을 수 없었다. 당질 제한 비판은 결국 나에 대한 비판이나 다름없기 때문이다.

일본 당뇨병학회에서 보낸 고발장
　두 통의 편지는 모두 같은 시기(2014년 2월)에 투고된 것으로, 첫 번째 편지에는 3인의 이름이 공동으로 실려 있었다. 3인이 함께 편지를 작성하는 경우는 흔하지 않기 때문에 나는 의아하게 여길 수밖에 없었다.
　편지는 내가 발표한 초록을 서두로 인용했는데, 2013년 학회 발표 때의 소동과 무관하지 않아 보였고, 2014년 1월의 병태영양학회에서 내가 발표를 한 직후의 투고이니 그 내용이 무엇인지 나름 짐작할 수 있었다.

다음은 수록된 편지의 일부분이다.

이번에 우리는 극단적인 당질 제한식(단백질: 지방: 탄수화물 = 17.7 : 50.9 : 30.9, 1094kcal/day)으로 치료받았던 임신성 당뇨병 환자를 경험했다. 본 증례는 본원 입원 시(임신 36주)에 권태감, 구역질, 고케톤 혈증을 보였지만 입원 후 당질 제한을 그만두자 증상이 빠르게 개선되었고 임신 39주에 이상 없이 출산했다.

첫 구절을 보면 산모는 탄수화물 30.9%의 비율로 하루 1094kcal를 섭취했다고 나온다. '극단적인 당질 제한식'이라고 쓰여 있지만 당질 제한을 권장하는 에베 코지의 슈퍼 당질 제한식은 탄수화물이 12% 정도고, 완만한 당질 제한식을 권장하는 키타사토 연구소의 당뇨병 센터장 야마다 사토루의 당질 제한식조차 26% 정도다.

따라서 이 산모는 극단적인 당질 제한이나 완만한 당질 제한을 한 것이 아니라 탄수화물의 많이 섭취한 경우에 해당한다. 그런데 왜 권태감, 구역질, 케톤 혈증을 보였을까? 바로 하루 1094kcal의 식사에 원인이 있다. 후생노동성은 임신 후기 2750kcal 전후의 섭취를 권장하고 있다. 당질 제한식도 마찬가지 칼로리를 권장한다.

당질 제한식은 밥이나 빵 등의 주식은 줄이지만 '먹는 양을 줄이라.'고 말하지는 않는다. 특히 고기나 달걀 등은 많이 먹는 게 원칙이다. 1094kcal는 극단적인 칼로리 제한식이라 할 수 있다. 이러니 어지러운 게 당연하다.

편지는 지바 현 당뇨병학을 대표하는 교수들이 연대해서 작성한 것이다. 자신 있게 실어 준 학회지의 편집부 역시 문제가 있다고 생각한다. 이들의 영양학 수준에 경악을 금치 못할 지경이다. 이와 관련해 미국의 당뇨병 센터가 낸 교과서 『조슬린 당뇨병학 제2판』은 과체중이나 비만 합병 2형 당뇨병 환자에게 탄수화물을 총칼로리의 40% 이하로 먹도록 권장하고 있다. 30% 수준은 아무리 봐도 극단적인 당질량이 아니다.

다시 한 번 말하지만 산모는 당질 제한을 한 것이 아니라 '극단적인 칼로리 제한'을 했다. 당질 제한을 반대하고자 억지 증례를 들며 적합하지 않은 사례에 끼워 맞춘 것에 불과하다. 연구 역시 턱없이 부족한 이 정도가 대학교수를 포함한 3인이 연대 서명한 '편집자에게 보내는 편지'의 수준이다. 여기까지만 봐도 앞으로의 논리 전개가 어떨지 상상할 수 있다.

이어서 그들은 나의 학회 발표 초록을 인용하여 공격한다.

한편 무네타는 제29회 일본 당뇨병임신학회 연차학술집회에서 당질 제한식을 실시한 임신성 당뇨병 환자의 케톤체가 상승했음에도 불구하고 당질 제한식은 임신성 당뇨병 관리에 유효하다고 보고했다. (중략) 리초 등은 자신의 논문에서 임신 후기의 베타히드록시부티르산과 출생한 아기가 2세가 되었을 때 IQ가 반비례하는 것이 확인되어 모든 산모가 케톤산증과 에너지 대사 변화를 피하도록 노력할 필요가 있다고 보고했다.

나는 학회에서 "태아, 신생아는 베타히드록시부티르산, 통칭 케톤체가 매우 높은 수치를 지닌다."라고 세계 최초로 발표했지만 편지는 그 내용과 관계없이 당질 제한식을 하면 안 된다는 주장에 필요한 논문만을 인용했다.

"케톤체가 높으면 지능 발달이 지연된다."는 리초 등의 논문은 일본 산부인과의사의 머릿속을 장악하고 있는, 24년 전의 고전적 논문에 불과하다.

다음으로 또 한 통의 '편집부에 보내는 편지'를 살펴보자.

임신 시 당, 지방 대사의 특징은 지방 분해, 케톤체 생산, 혈당 저하 등의 상태(accelerated starvation, 가속된 기아)와 인슐린 저항성 항진, 고인슐린 혈증, 고혈당 등의 상태(facilitated anabolism, 촉진된 동화)가 함께 발생한다. 음식에 의한 합성과 절식에 따른 분해는 처음에는 느린 사이클이지만 임신 진행과 함께 빠른 사이클로 변형되어 간다고 알려져 있다.

여기에서도 임신을 기아와 동화라는 개념으로 접근한다. 케톤체에 대한 이들의 이해는 오로지 '기아' 상태뿐이다. 물론 생리학적 상식으로 보면 케톤체는 기아 상태에서 상승한다. 그러나 임신성 당뇨병 산모는 절식이나 기아 상태에 있지 않다.

안타깝게도 그들의 지식은 '기아' 한 가지에 머물러 있을 뿐이다.

최근 당뇨병 식사요법에 극단적인 당질 제한식을 도입하려는 시도가 있다. 무네타 등은 임신성 당뇨병 치료에 당질 제한식을 도입해서 산모의 혈중 케톤체가 5000μmol/L(정상치의 50배 이상)이 되었다고 한다. 임신 시에 인슐린 분비가 항진되기 때문에 케톤증이나 케톤산증이 없었던 것 같지만 모자에 나쁜 영향을 미칠 가능성이 있는 치료법이다.

아니, 이게 무슨 말인가? 5000μmol/L라는 수치는 매우 훌륭한 케톤증(고케톤 혈증) 상태를 말한다. 그들은 '케톤증' 자체를 나쁘다고 생각하기 때문에 케톤 수치가 높은 상태에서 정상적으로 생활하는 산모를 이해할 수 없는 것이다. 이렇게 말하는 나 역시 평소 케톤체 수치가 2000μmol/L 전후다. 케톤 인간인 셈인데 대부분의 내과의사는 이해하지 못한다. 혈당은 정상의 열 배만 되어도 생명이 위험하지만 케톤체는 가령 100배인 7000μmol/L라도 정상적인 생활이 가능하다. 케톤 수치가 높더라도 인슐린이 분비되어 혈당이 컨트롤되는 경우 산증이 일어나지 않는다. 그러나 그들의 사고는 케톤 수치가 오르면 무조건 케톤산증으로 이어진다고 생각한다. 나는 임신 후기 산모 중 70%가 케톤증 상태라고 발표했지만 그들은 이에 대해서 전혀 이해하지 못하는 듯하다.

임신 중의 극단적인 당질 제한식은 보다 심한 기아 상태가 촉진되어 산모뿐 아니라 태아 역시 고케톤 혈증이 된다. 동물실험에서 케톤체는 최악의 기형 유발 물질임이 보고된 바 있고 고혈당과 고케톤 혈증의 상태에서 태아의 형성 이상이 더욱 가속화된다. 따라서 태아의 기관 형성기 동안 당질 제한식을 피하는 것이 바람직하다.

동물실험 등을 통해 밝혀진 것은 고케톤이 아니라 고혈당 상태가 기형을 일으킨다는 것이다. 이 실험에서는 실험쥐의 케톤 수치를 8000~32000μmol/L까지 올렸다. 이를 사람의 태아에 그대로 적용해 기형 유발 물질이라고 논할 수는 없다.

과연 케톤체는 동물에게 최악의 기형 유발 물질일까? 달걀의 성분부터 살펴보자. 달걀에는 당질이 거의 없다. 수분을 빼면 40%가 지방이다. 달걀의 에너지원은 포도당이 아니라 지방에서 만들어지는 케톤체다. 파충류, 양서류, 어류, 조류 등은 거의 난생으로, 태어날 때 당질을 필요로 하지 않는다. 대부분의 척추동물은 태생기에 케톤체를 사용하고 있다. 사자나 호랑이도 마찬가지다. 만약 케톤체가 태아에 기형을 유발한다면 대부분의 생물이 살아남을 수 없었을 것이다.

예전부터 당뇨병 산모가 낳은 아기의 정신 지체, 행동 이상 등이 지적되었다. 리초 등은 임신 후기에 베타히드록시부티르산이 높은 모체가 출산한 아이의 IQ가 낮다고 밝혔다. 케톤체가 태아의 뇌 발육이나 신경세포의 성숙에 미치는 영향은 현재까지 전혀 알려지지 않았다.

그렇다면 기존의 치료법을 반성해야 한다. 안타깝지만 당질 제한으로 관리한 아기는 아직까지 그 수가 적어 연구 결과가 많다고는 볼 수 없다. 그러나 기존의 치료법은 좋은 결과를 내지 못했다. 마지막 부분은 솔직히 말해 무지의 소치라고 할 수 있다. 케톤체는 소아의 중증 간질에서부터 노인의 알츠하이머의 예방과 치료까지 적용되고 있어 뇌와 신경에 가장 좋은 에너지원임이 명백해지고 있기 때문이다.

당질 제한식으로 임신을 지속해서 출산한 아기를 추적 조사해서 아이나 장래의 예후를 검토하는 것도 중요하다. 또 극단적인 당질 제한식은 저칼로리식이기 때문에 글럭먼 등이 제창한 DOHaD(Developmental Origins of Health and Disease, 어릴 때의 영향 결핍이나 영양 과잉이 성인이 되어서의 건강과 질병에 영향을 준다는 가설)를 초래할 가능성도 있다.

도대체 얼마나 더 스스로를 바보라고 말하고 싶은 것인가? 이곳 역시 당질 제한을 저칼로리식과 혼동하고 있다.

인간이나 동물실험에서 케톤체는 최악의 기형 물질이 아닐 뿐더러 신경 보호 작용을 한다는 결과가 복수로 보고되고 있다. 케톤체를 기아의 결과로 이해하던 시절도 분명 있었다. 그들이 인용한 문헌은 1980년, 1983년, 1988년, 1991년도에 머물러 있는 것일뿐이다. 케톤체를 논하려면 작금의 미국 듀크 대학 그룹의 케톤식 논문 (당질을 하루 20g 미만으로 제한하는 케톤식을 실천하면서 인슐린을 끊게 한 환자들에 대해 다수 보고한 논문)이나 2013년 10월 미국 당뇨병학회가 당질 제한을 인정한 성명(3대 영양소의 이상적인 비율이 하나로 특정되지 않음을 선언하고 당질 제한식을 선택지의 하나로 인정했다.) 등을 참고하면 좋겠다.

지금까지 소개한 두 통의 '편집자에게 보내는 편지'는 아직도 일본 의학계가 이전 세기의 지식 수준에 머무른 채 당, 지방 대사 연구를 하고 있다는 사실을 증명한 셈이다.

이미 여러 차례 말했지만 당질 제한식은 저칼로리식이 아니다. 고기, 달걀, 치즈를 풍부하게 먹는 지중해식에 가까우며 기아 상태와는 전혀 다르다.

이처럼 두 편지는 곡해와 오류로 가득하고 인용 문헌은 고전적인 것뿐이다. 그렇다면 일본 당뇨병학회는 왜 이런 글을 실으면서 당질 제한을 비판했을까?

당질 제한의 안전성

현재의 의학계는 EBM(Evidence-based medicine, 근거 중심 의료)을 중시한다. EBM에서 가장 신뢰도가 높은 것은 RCT(Randomized Controlled Trial, 무작위 비교 실험) 논문이다. 에비던스 레벨은 아래와 같은 분류가 있으며 상위에 있을수록 신뢰도가 높다.

2014년에 들어 키타사토 연구소 병원 당뇨병 센터 야마다 사토루 센터장은 소규모지만 무작위 비교 실험(RCT) 논문을 발표해 일본인에게 당질 제한식이 유효함을 증명했다. 당질 제한식의 유효성

에비던스 레벨의 분류

1a	무작위 비교 실험의 메타 분석
1b	하나 이상의 랜덤 비교 실험(RCT)
2a	랜덤 할당을 하지 않은 동시 컨트롤에 따른 코호트 연구(전향적 연구)
2b	랜덤 할당을 하지 않은 과거 컨트롤에 따른 코호트 연구
3	증례 대조 연구(케이스 컨트롤, 후향적 연구)
4	처치 전후 비교 등의 전후 비교, 대조군이 없는 연구
5	증례 보고, 케이스 시리즈
6	전문가 개인의 의견(전문가 위원회 보고를 포함)

이나 우위성을 나타내는 해외 논문은 있었지만 일본인 논문은 이것이 최초인 셈이다.

당질 제한을 반대하는 결론을 낸 무작위 비교 실험 에비던스는 해외에도 존재하지 않는다. 당연히 일본 당뇨병학회에도 없다.

야마다 사토루의 연구는 매우 높은 근거를 지닌 논문에 해당한다. 아무리 학회 이사장이 '당질 제한이 위험'하다고 소리 높여 말해도 그 논문의 레벨은 랭크 6에 불과하다. 간사이 전력병원의 대가는 하루 170g의 당질이 필요하다고 주장하지만 그 역시 랭크 6 레벨에 불과하다.

'편집자에게 보내는 편지' 역시 전문가의 의견으로 랭크 6 수준이며 잘못된 증례를 선택하고 틀린 의견을 썼으므로 수준 이하라

할 수 있다.

일본 당뇨병학회 측의 당질 제한에 대한 비판 근거는 모두 서구권의 관찰 연구였고, 메타 해석(복수 논문을 정리해 분석하는 방법) 중에는 엉터리 논문이 포함되어 결론이 잘못 나온 것이다.

그런데 작년 '일본 데이터(NIPPON DATA, National Integrated Project for Prospective Observation of Non-communicable Disease And Its Trends in the Aged)'에서 당질 섭취 비율이 낮은 그룹이 사망률 역시 낮다는 데이터를 발표했다. 일본에서 무작위로 선정된 300 지역에 거주하는 1만 3771명의 30세 이상 주민 중에서 등록에 동의한 1만 546명에 대해 그 경과를 관찰한 것이다.

이제까지 서구권의 연구를 근거로 삼아 '당질 제한식의 위험성'에 대해 말해 왔던 모든 전문가들은 일본 최초의 연구 결과가 나옴으로 인해서 앞으로는 이를 '당질 제한식의 안전성'을 논해야 하는 상황에 처하게 되었다.

2014년 5월의 일본 당뇨병학회에서 야마다 사토루는 "당질 제한식은 백익무해하다. 물론 안전성의 근거를 계속 쌓을 필요는 있지만 현시점에서 당질 제한식을 실시하면 안 된다고 주장하는 사람이 오히려 위험하다."고 말했다. 이미 승부가 난 셈이다. 일본 RCT 논문과 관찰 연구에서 당질 제한의 우수성이 밝혀졌기 때문에 여기에 반대하려면 같은 레벨의 논문이 필요하지만 현재로서는 없다.

일본 당뇨병학회는 논문이나 관찰 연구로 당질 제한을 반대할 수밖에 없어서 그렇게 치졸하고 낮은 레벨의 '편집자에게 보내는 편지'를 통해 반론한 것이다. 그간의 사정으로 볼 때 이는 비극인 동시에 대단한 희극이라고 할 수밖에 없다.

어쨌든 나와 같은 일개 개업의사의 작은 발표와 관련해 학회지 편집부가 반대 입장까지 표명하니 놀라운 일이다. 다만 그 내용이 너무나 허술하다 보니 어처구니가 없다. 일본 당뇨병 환자의 운명을 짊어진 일본 당뇨병학회인 만큼 좀 더 냉철한 시각을 지녀야 할 것이다.

02
당뇨병 치료의 불가사의

일본 내과의, 당뇨병 전문의로 칭해지는 사람들 대부분이 '밥을 먹으면서 당뇨병 나을 수 있다.', '고기는 닭 가슴살이 좋다.', '콜레스테롤 수치를 낮추려면 달걀은 하루 한 개만 먹어야 한다.'라는 말을 자주 한다. 근거도 없이 식후 혈당을 올리지 않는 음식을 맹비난하고 혈당을 높이는 음식을 태연하게 권장한다. 왜 그럴까?

밥을 먹고, 설탕을 먹고, 약을 쓰라는 주장

일본 당뇨병학회의 L 대학 특임교수 M 선생이 몇 차례 모 단체에서 발표한 의견을 살피면서 당뇨병 치료의 불가사의에 대해 검토해 보겠다. 그는 '당뇨병이 늘고 있고 그중에서도 경증이 늘고 있는 추세인데 앞으로 어떻게 해야 하는가?'라는 질문에 대해 이렇게 답했다.

경증 당뇨병으로부터 당대사의 이상 악화와 동맥경화의 진행을 막기 위해서는 우선 당뇨병의 첫 번째 징후인 식후 고혈당의 개선이 필요하다. 구체적인 방법으로 식사요법이나 운동요법이 있으며, 이를 통해 인슐린의 작용을 '다시' 양호하게 만들어야 한다.

생활요법을 제대로 실행해도 숙명적인 인슐린 분비 장애 때문에 완벽하게 혈당 컨트롤이 되지 않는 경우도 적지 않다. 이 경우 약물요법이 식후 고혈당을 억제하는 최초의 선택지가 된다.

기존에는 식후 고혈당 개선 약물로 알파-글루코시다제 저해제가 사용되었고, 최근에는 인슐린 분비 패턴 개선약도 사용할 수 있게 되었다. 전자는 이미 실험을 통해 내당능 이상에서 당뇨병 이행을 억제하는 것으로 밝혀졌다. 약제에 의한 '완벽한 혈당 반응'으로 인슐린 작용을 회복시켜 당뇨병이 회복되는 경우도 많다.

「당뇨병 리소스 가이드」 중에서

위의 글에서 식후 고혈당의 개선이 필요하다는 데에는 동의한다. 식사요법 권장에도 찬성한다. 무엇보다 그 내용이 중요하다. 그런데 이 분은 쌀곡물단체 '코메 네트(공익사단법인 미곡안정공급확보지원기구의 홈페이지)'에서 다음과 같이 말한 바 있다.

당뇨병 예방에는 밥을!

인슐린의 작용을 악화시키는 것은 비만, 운동 부족, 지방의 과잉 섭취 때문이다. 당뇨병을 예방하기 위해서는 밥을 중심으로 한 일식이 좋다.

밥은 우리 몸에서 천천히 소화, 흡수된다. 게다가 섬유질이 포함되어 있어 식후 혈당이 급격하게 올라가지 않는다. 밥을 충분히 먹으면 지방 과잉 섭취를 막을 수 있고, 콜레스테롤이나 중성지방 등도 오르지 않는다. 밥은 배를 든든하게 해 간식을 먹지 않게 해 주기 때문에 밥을 중심으로 한 식사는 비만이나 당뇨병을 막는 데 큰 힘이 된다. 게다가 독립행정법인 농축산업진흥기구의 홍보지에서는 식후 혈당을 빠르게 올리는 설탕에 대해 당뇨병 발병에 관계가 없다는 내용을 발표했다.

최근 50년 동안 당뇨병 환자 수는 50배로 증가했다. 그 이유로 과식과 운동 부족이 거론된다. 그러나 국민 1인당 1일 평균 섭취 에너지 양은 사실 계속해서 감소하고 있다. 설탕 섭취량도 최근 30년간 계속 감소했다. 반면 지방 섭취량은 급증하고 있다. 따라서 일본 당뇨병학회는 당뇨가 없던 시기로 되돌리는 치료법의 일환으로 균형 잡힌 식사와 적절한 칼로리 섭취를 권장한다. 구체적으로는 고지방식을 삼가고 당질은 적당량 먹어야 한다. (중략) 당뇨병 발병 이유는 설탕의 과잉 섭취라고 말하는 경우도 있지만, 당뇨병은 유전이나 생활습관, 스트레스 등 다양한 요인에 따라 일어나는 혈액 중의 고혈당이 원인으로, 당이 신장에서 소변으로 새어 나오는 상황을 나타낸다. 즉 설탕과 당질은 동의어가 아니고 포도당과도 다르다. 설탕은 과당과 포도당으로 분해되지만 과당이 포도당 흡수를 지연시키는 것으로 밝혀졌다.

사실 설탕의 장점에 대해서는 여러모로 밝혀졌다. 설탕의 '단맛'은 인간이 본능적으로 원하는 맛으로 뇌가 활성화되고 심신이 편안해지며 의욕이 증가하는 것으로 알려졌다.

여기까지 읽은 사람이라면 다소 놀랐을 줄로 안다. 혈당을 가장 많이 올리는 쌀과 설탕이 나쁘지 않다고 말하기 때문에 당뇨병을 치료할 생각이 없는 것으로 보이기 때문이다. 같은 의사로서 환자들에게 면목이 없는 내용투성이다.

제약회사와 당뇨병의 상관관계

무엇보다 제약회사와 의사의 관계를 살펴보고 지나가지 않을 수 없다. 의사는 제약회사로부터 거액의 강연료를 받는다. 아사히 신문에 의하면 거액의 강연료를 받은 의사 중에 상위 4명은 모두 당뇨병 전문의로 밝혀졌다. 그중에서 가장 많은 강연료를 받은 사람은 앞에서 언급한 M 교수다.

다음 기사를 읽어 보자.

제약회사로부터 강연료를 가장 많이 받은 자는 L 대학 특임교수인 당뇨병 의사 M 씨. 240건의 강연 등으로 4747만 엔을 받았다. M 씨는 기자에게 "당뇨병 치료법을 가르칠 뿐 약의 이름을 연호하며 선전한 적은 없다."며 "시민공개강좌나 각 지역 의사회의 강연에 요청을 받아 갔더니 제약회사가 강연료를 지불했던 적도 많다. 수중에 들어오는 돈은 세금을 내고 나면 반 토막에 불과하다."고 말했다.

식약처의 승인 등을 심의하는 후생노동성 약사, 식품위생심의회 약사 분과회의 위원을 역임하는 의사들이 제약회사로부터 받은 강연료 등을 제대로 신고하지 않은 사례가 2014년도에 35건이 있었다. 그중 2건에서 수취액이 규정의 상한을 넘은 위원이 의결에 참여한 것으로 밝혀졌다.

「강연회에서 약 이름을 반복하는 의사, 제약회사로부터 사례」,

아사히신문, 2015년 4월 21일

매치펌프 의학에 속지마라

　정리해 보면 일본 당뇨병학회의 중진인 M 선생은 "당뇨병이 늘고 있지만 설탕이나 쌀이 아닌 지방 과잉 섭취가 원인이다."라고 말한다. 그는 식후 고혈당 억제가 중요하다고 강조한다.

　식후 고혈당의 최대 원인은 쌀과 설탕인데도 "쌀이나 설탕 섭취도 괜찮고 식사는 일식이 좋다."고 말한다. 그러다 보면 식후 혈당이 오르고 인슐린 추가 분비가 많아져 비만이 진행되고 인슐린 저항성이 늘어나 당뇨병이 된다. 식사로 악화되는 질병이기 때문에 식사로 나을 수 있지만 그에 대해서는 다루지 않고 당연한 듯이 약을 사용하도록 권장한다.

　M 선생은 제약회사로부터 가장 많은 강연료를 받고 있는 의사다. 쌀과 설탕을 예찬하면서 동시에 약도 많이 복용하도록 권장하는 매치펌프 관계('성냥으로 일부러 화재를 일으킨 뒤 스스로 펌프를 사용해서 끈다.'는 의미로, 스스로 원인을 만들어 낸 뒤 시치미를 떼며 그 사건을 해결하고 수습 역할까지 직접 하는 이중적인 작태를 가리키는 표현이다.)인 셈이다. 이 선생만의 문제는 아니다. 일본 내과의, 당뇨병 전문의로 칭해지는 사람들 대부분이 '밥을 먹으면서 당뇨병을 치료하세요.', '고기는 닭 가슴살이 좋아요.', '콜레스테롤 수치를 낮추려면

달걀은 하루 한 개만 드세요.'라는 등 근거도 없이 식후 혈당을 올리지 않는 음식을 맹비난하고 고혈당을 부르는 음식을 태연하게 권장한다. 나는 이에 큰 분노를 느낀다.

그렇다. 영양 교육이 중요하다고 말하면서 균형 잡힌 식사로 포장해 당질을 많이 먹게 한 뒤 약으로 치료해야 한다고 말하는 것, 이것이 바로 '매치펌프 의학'이다. 심지어 그러면서 그들은 막대한 이익을 취하기도 한다. 우리는 의심해 봐야 한다. 이런 치료를 권유받으면 눈치 채야 한다. 절대 속아서는 안 된다.

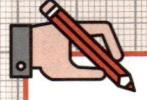

칼럼 3
점점 좋아지는 당뇨병

〈임신성 당뇨병에서 2형 당뇨병이 된 주부 미사코 씨〉

미사코 씨는 두 번의 임신 모두 임신성 당뇨병이 있었지만 산후에 정상으로 돌아왔다. 그 후 건강 검진을 하지 않고 지내다가 시나브로 2형 당뇨병이 발병, 2015년 1월 당뇨병성 케톤산증을 일으켜 16일간이나 입원했다.

당초의 혈당치는 공복 시 475mg/dL, 당화혈색소는 15%라는 무시무시한 수치였다. 하지만 당질 제한에 눈을 뜨고 MEC식으로 관리하면서 인슐린 주사와 먹는 약을 끊게 되었고 당화혈색소가 5%까지 내려왔다. 이제는 이미 발생한 합병증 개선을 목표로 하고 있다.

미사코 씨는 목마름, 빈뇨, 절박성 요실금, 식곤증 등의 조짐이 있었다. 둘째 아기 임신 중에 의사에게 "칼로리를 줄여서 살찌지 않게 하세요."라는 말을 들은 후 필사적으로 현미 중심의 저칼로리식을 했지만 전혀 개선되지 않았고, 둘째 아기를 거대아로 낳았다.

이 사례를 통해 임신성 당뇨병 단계에서부터 주의하는 게 매우 중요하다는 사실을 배울 수 있다. 그녀가 주치의로부터 '평생 인슐린이 필요'하다고 들은 즉시 당질 제한과 MEC식을 하지 않았다면 이 정도로 멋지게 당화혈색소를 개선할 수 없었을 것이다. 현재 당뇨병 개선 과정과 당질 제한에 대한 다양한 정보를 수록한 그녀의 블로그는 대인기다.

〈인슐린을 쓰지 않는 1형 당뇨병 유카 씨〉

유카 씨는 '1형 당뇨병과 MEC식'이라는 블로그에서 '타마고 짱'이라는 이름으로 대활약 중이다. 7월 감기가 방아쇠가 되어 유카 씨에게 1형 당뇨병이 발병되었다. 당초 혈당치는 600mg/dL고 당화혈색소는 13.2%로 처음 2주간은 인슐린을 맞아도 혈당이

200mg/dL에서 450mg/dL 사이를 오르내렸다. 당질 제한을 알게 된 후 쌀밥 등을 끊자 혈당이 110mg/dL 이내로 억제되면서 저혈당을 일으켜 퇴원이 연기될 정도였다. "1형 당뇨병은 완치되지 않는다. 평생 인슐린을 맞아야 한다."라고들 하지만 페이스북에서 만난 의사들로부터 조언을 얻고 진료를 받으면서 그녀는 현재 2개월간 인슐린도, 약도 전혀 쓰지 않고 증상이 점점 좋아지고 있는 중이다. 고기나 적포도주로 맛있는 식사를 하면서도 혈당은 두 자릿수인 90mg/dL을 유지 하고 있다.

보통 1형 당뇨병은 완치되지 않는다고 생각한다. 하지만 나는 1형 당뇨병 역시 인슐린 없이 컨트롤이 가능하고 완치 가능성도 있다고 생각한다. 1형 당뇨병에서 이런 케톤 수치를 보인다면 당뇨병 전문의는 절대로 이해하지 못할 것이다. 이 정도로 당뇨병 의료는 케톤체에 몰이해하고 뒤쳐져 있다.

우리 클리닉에는 1형 당뇨병임에도 인슐린을 쓰지 않는 고교생이나 중학생도 있다. 1형이라도 인슐린을 바로 맞지 않고 식사로 컨트롤하면서 좋아지는 경우도 있다는 점이 중요하다.

〈임신성 당뇨병임에도 당질 제한으로 순산한 료코 모리타 씨〉

그녀는 첫 임신 때 임신성 당뇨병에 걸려 대학병원에서 인슐린 요법을 실시하며 출산했다. 인슐린 주사를 맞으면 신체가 무겁고, 나른하고, 어깨 결림이 심하며, 졸리고, 기분이 가라앉고, 때때로 저혈당이 되어서 섭취하는 칼로리에 비해서 살이 찌고, 체력도 떨어진다. 그녀는 조산을 예방하기 위해 정맥 주사(포도당)를 맞아 혈당이 급상승했다. 당뇨병식은 영양가 없는 것들뿐이었다. 심지어 간식으로 나오는 것은 주먹밥이나 바나나……. 혈당은 점점 올라가고 점점 기분이 가라앉는 등 상당히 고통스러운 임신 과정을 겪었다.

두 번째 임신에서 당질을 제한하고 고기나 달걀을 먹으면서 모리타 씨는 입원 중에 정맥주 주사는 거의 맞지 않고 내복약으로 대처하다가 산달을 맞이했다. 당질 제한은 방법이 매우 간단했지만 효과는 정말 놀라웠다. 혈당은 안정적으로 돌아왔고, 인슐린 주사도 맞지 않고, 혈당 측정도 하지 않아도 되었으며, 저칼로리식 스트레스도 사라져 체력이 떨어지지 않았다. 그녀는 몸과 마음이 모두 쾌적한 임신 생활을 보낼 수 있으리라고는 생각하지 못했다고 했다. 그녀는 많은 사람의 도움으로 여기까지 무사히 올 수 있었다고 생각한다며 그들에게 진심으로 감사의 인사를 전한다고 했다.

part 07

임신 중인 신체가 알려 주는 것

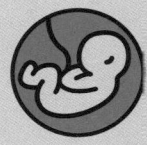

여성의 몸은 부드러운 곡선을 띠고
남성보다 많은 피하지방을 저장한다.
여성의 신체 곡선은 임신을 위한
영양을 저장하기 위해 만들어진 것이다.

01
임신성 당뇨병은 어떤 질환인가?

지금부터 '임신성 당뇨병'이라는 특수한 병리적 상태에 대해 살펴보면서 인체의 신비에 새롭게 다가가 보자. 임신 시기의 인체는 특별한 상태에 있기 때문에 알 수 있는 것들이 있다. 우선 임신성 당뇨병의 특성에 대해 다시 한 번 알아보자.

임신기 당대사 이상의 종류

임신 중에 나타나는 당대사 이상은 임신성 당뇨병, 임신 중에 진단된 진짜 당뇨병, 당뇨병 합병 임신까지 세 가지가 있다.

① **임신성 당뇨병** 임신 중에 처음으로 발견 또는 발병한 것으로 당뇨병보다는 정도가 덜한 당대사 이상 상태다. 자각 증상이 따로 없어 부하 검사를 해야만 나타난다. 2010년 7월에 임신성 당뇨병 선

별검사 기준이 확대되어 예전에는 전체 산모의 2.9% 정도였다가 지금은 그 네 배인 12%의 산모가 임신성 당뇨병로 진단받고 있다. 임신 전과 달리 임신 중에는 생리적으로 경도의 당대사 이상이 나타나 '당뇨병 예비군'이기도 한 이 질환에 노출되기 쉽고, 본격적인 당뇨병으로 진행될 위험이 높아 건강 관리에 만전을 기해야 한다. 임신성 당뇨병 선별 검사는 임신 초, 중기에 실시한다. 초기에 정상 범위에 속했던 임산부도 중기에는 내당능(혈당치를 내리는 힘)이 확 떨어지는 사례가 많다. 임신성 당뇨병에 '임신 중의 진짜 당뇨병'은 포함되지 않는다.

② 임신 중에 진단되는 진짜 당뇨병 임신성 당뇨병의 기준치보다 훨씬 높아 당뇨병으로 진단되는 경우다. 임신성 당뇨병보다 더욱 엄격한 관리가 필요하다.

다음 조건에 해당할 경우를 진짜 당뇨병으로 진단한다.

- 공복 혈당 126mg/dL 이상
- 당화혈색소 6.5% 이상
- 수시 혈당(식사 시간에 관계없이 측정한 혈당) 200mg/dL 이상
- 75g 당부하 검사에서 2시간 후 혈당 200mg/dL 이상

공복 혈당이나 당화혈색소를 확인하여 첫 번째와 두 번째 기준을 충족하는 경우 세 번째를 측정한다. 당부하 검사는 10시간 이상 공복을 유지한 뒤 아침에 혈당을 측정한 후 포도당을 녹인 수용액을

마신다. 그리고 30분, 1시간, 2시간 단위로 채혈해 혈당을 측정한다. 당뇨병의 원인이 인슐린 부족에 의한 것인지 인슐린은 분비되는데 그 효과가 나타나지 않는 것인지를 알아보기 위해 인슐린도 함께 측정한다.

③ **당뇨병 합병 임신** 임신 전에 이미 당뇨병이 진단되었거나 검진 시 요당 양성을 지적받은 적이 있고 뚜렷한 당뇨병성 망막증이 존재하면 당뇨병 합병 임신으로 진단한다.

임신성 당뇨병 진단법

임신성 당뇨병은 앞서 설명했듯이 임신 초, 중기에 선별 검사를 한다. 공복 혈당을 측정하지만 공복이 아닌 수시 혈당으로 측정하는 경우 1차 검사는 50g 당부하 검사로 진행하고 그 결과가 140mg/dL를 넘는 경우에는 75g 당부하 검사를 실시하는 것이 가장 일반적이다.

- 공복 혈당 92mg/dL 이상
- 1시간째 180mg/dL 이상
- 2시간째 153mg/dL 이상

세 기준 중에서 하나 이상 양성인 경우 임신성 당뇨병으로 진단한다. 2010년 개정 이전에는 두 개 이상을 임신성 당뇨병으로 진단했지만 현재는 하나 이상을 임신성 당뇨병으로 진단해 그 비율이 늘어났다. 경도의 내당능 이상은 장래의 당뇨병으로 진행될 가능성이 있어 관리가 중요하다.

임신성 당뇨병 관리법

아침 공복 혈당이 95mg/dL 이하, 식전 혈당이 100mg/dL 이하, 식후 1시간 혈당이 140mg/dL 이하, 식후 2시간 혈당이 120mg/dL 이하, 글리코알부민 15.8% 미만을 목표로 혈당을 조절한다.

내당능 이상 산모는 식사요법으로 혈당 관리가 잘 되지 않는 경우 인슐린요법을 실시하고 32주까지 양호한 혈당 관리를 목표로 한다. 임신 중에는 당뇨병 약을 사용할 수 없기 때문에 인체 내에 존재하는 안전한 인슐린을 사용한다. 당화혈색소는 적혈구 내의 단백질인 헤모글로빈과 포도당이 결합된 것이다. 고혈당이 계속되면 혈관 내에 남아도는 포도당이 체내 단백질과 결합한다. 따라서 남아도는 당이 많을수록 당화혈색소가 증가한다. 적혈구의 수명은 대략 4개월 정도로, 당화혈색소는 그 수명의 절반에 이르는 기간의 평균 혈당을 반영한다. 그래서 당화혈색소로 과거 2개월 정도의 혈당 조절 상태를 알 수 있다. 인체는 혈당을 엄격히 관리하기 위해서 당화혈색소를 사용하지만 임신 중인 산모가 철 결핍 상태가 되면 당화혈색소는 정확한 수치를 나타내지 못하므로 단기간의 혈당치 지표인 글리코알부민을 이용하는 경우도 많다. 알부민은 혈액 내 단백질의 절반을 차지하며 여기에 포도당이 결합된 형태를 말한다. 혈액 내 알부민 중에서 글리코알부민이 차지하는 비율로 혈당을 확인할 수 있다. 이는 당화혈색소보다 단기간(2주~1개월)의 혈당 레벨을 반영한다. 데이터에 따르면 당화혈색소는 5.8% 미만, 글리코알부민은 15.8% 미만인 경우 신생아 합병증 빈도가 낮다.

임신 시 식사요법

임신성 당뇨병의 식사요법에 관해 산부인과학회의 진료 가이드라인을 보면 표준 체중을 기준으로 다음과 같은 칼로리 목표만을 제시하고 있다.

- 보통 체격의 산모(비임신 시 BMI 25 미만): 표준 체중 x 30kcal + 200kcal
- 비만 산모(비임신 시 BMI 25 미만): 표준 체중 x 30kcal

임신 중 식사는 고혈당을 예방하고 혈당 변동이 적도록 하루 4회에서 6회 정도로 나누어 먹도록 권장한다. 즉 원래 하루 세 번 먹던 식사를 4회로 나누거나 혹은 매 식사를 반으로 나누어 각종 영양 성분을 균등하게 맞춘다. 식전 혈당은 정상이지만 식후 혈당이 높은 경우 비율을 변경한다. 특히 1형 당뇨병은 야간의 저혈당을 예방하기 위해 취침 전에 0.5에서 1단위(당뇨병 식사요법은 80kcal를 1단위로 한다.)의 간식을 먹도록 한다. 식사요법, 운동요법만으로 혈당 관리가 곤란한 경우 인슐린을 사용한다.

인슐린요법

임신 시에는 인슐린 저항성이 증가해 그 사용량이 증가한다. 엄격한 혈당 컨트롤이 필요하기 때문에 인슐린 기초량과 추가량을 보충하는 강화 인슐린요법이나 지속 피하 인슐린 주입요법 등이 추천된다.

고혈당에 따른 태아, 모체의 영향

산모 고혈당에 따른 태아, 모체의 영향은 다음과 같다.

① **태아에 영향**
- 유산, 기형, 거대아, 저체중아
- 저혈당증, 심장병, 호흡곤란증후군
- 자궁 내 태아 사망 등

② **모체에 영향**
- 당뇨병성 신장병의 악화, 당뇨병성 망막증의 악화
- 조산
- 요로감염증
- 임신고혈당증후군, 양수과다증
- 거대아, 견갑난산(태아의 머리가 나온 후 어깨가 걸려서 잘 분만되지 않는 경우를 말하는 것으로 태아가 큰 경우에 발생한다.)
- 제왕절개

이와 같은 위험을 낮추기 위해 태아의 발육이나 산도의 모양으로 경질분만이나 유도분만, 제왕절개를 고려하기도 한다. 출산 후 대략 6주부터 75g 당부하 검사로 당뇨병을 재평가하는 것이 필요하다.

인슐린이 분비되어도 혈당이 오른다

일반적인 임신성 당뇨병 관리의 핵심은 '칼로리 제한식'이다. 산모가 50kg일 때 권장 칼로리는 1700kcal로(몸무게 × 30 + 200) 일반 산모의 권장 칼로리 2750kcal의 30~40% 수준에 불과하다. 1000kcal가 줄어든 극단적인 저칼로리식을 해야 하는 셈이다. 산모가 이 지침을 지켜내지 못하고 칼로리 제한에 실패하면 보상 심리로 더 먹게 되어 고혈당이 지속되기도 한다. 결국 인슐린 치료가 필요해지고 인슐린을 맞는 산모가 증가하게 된다.

인슐린 치료는 그 자체가 '비만 호르몬'이기 때문에 사용하면 할수록 살이 찐다. 결국 비만형 산모는 관리가 더 어려워진다. 칼로리 제한을 하면 배가 고프기 때문에(당질은 뇌의 보상계에 강한 신호를 보내기 때문에 배고픈 감각을 강하게 한다.) 비만한 경우 음식을 많이 먹는다. 그러면 혈당이나 글리코알부민에 반영되어 인슐린이 더 필요해지고 인슐린을 투여할 경우 먹는 양을 점점 더 늘리게 되는 악순환의 덫에 걸려든다.

다음의 임신성 당뇨병 환자의 데이터를 살펴보면 병리적 특징을 한 번에 확인할 수 있다. 임신성 당뇨병 진단 기준인 75g의 경구 당부하 검사를 한 경우 해당한다.

① 고위험 임신성 당뇨병 TN 씨 (36세)

BMI 18.4, 셋째 아이 출산 예정, 임신 초기 수시 혈당 91mg/dL

50g 당부하 검사에서 혈당이 171mg/dL로 나타나 75g 경구 당부하 검사를 실시했다.

- 부하 전 공복 혈당 68mg/dL 이상(기준치 92mg/dL), 인슐린 5.6μU/mL
- 부하 후 1시간 혈당 236mg/dL(기준치 180mg/dL), 인슐린 64.5μU/mL
- 부하 후 2시간 혈당 230mg/dL(기준치 153mg/dL), 인슐린 133.1μU/mL
- 당화혈색소 5.1%

② 임신성 당뇨병 YM 씨 (31세)

BMI 24.0, 초산, 수시 혈당 83mg/dL

임신 중기에 50g 당부하 검사에서 혈당이 184mg/dL로 나타나 75g 경구 당부하 검사를 실시했다.

- 부하 전 공복 혈당 94mg/dL, 인슐린 6.8μU/mL
- 부하 후 1시간 혈당 181mg/dL, 인슐린 148.2μU/mL
- 부하 후 2시간 혈당 122mg/dL, 인슐린 88.6μU/mL
- 당화혈색소 5.1%

③ 임신성 당뇨병 AK 씨 (30세)

- 부하 전 공복 혈당 91mg/dL, 인슐린 5.8μU/mL
- 부하 후 1시간 혈당 187mg/dL, 인슐린 98.6μU/mL
- 부하 후 2시간 혈당 141mg/dL, 인슐린 130.4μU/mL
- 당화혈색소 4.8%

세 명 모두 당부하 검사에서 기준치를 초과했다.

TN 씨는 고위험 임신성 당뇨병, YM 씨와 AK 씨는 임신성 당뇨병에 해당한다. TN 씨의 경우 부하 후 2시간 혈당 결과가 200mg/dL를 넘었기 때문에 고위험 임신성 당뇨병으로 진단되었다. 하지만 세 사람 모두 당화혈색소가 높지 않아 진짜 당뇨병이라고 볼 수 없다. 당을 부하했을 때만 혈당이 오른 것이다.

여기서 주목해야 할 점은 인슐린이다. 1형 당뇨병은 인슐린이 거의 분비되지 않는다. 2형 당뇨병은 인슐린 분비가 제대로 되지 않거나 인슐린 분비가 되더라도 인슐린 작용이 거의 없다. 반면 임신성 당뇨병은 인슐린이 분비된다. 인슐린 정상치는 30μU/m 정도지만 임신성 당뇨병은 100μU/m 넘게 분비된다. 이렇듯 인슐린이 분비되는데도 혈당이 오르는 것을 임신성 당뇨병이라 한다.

현재 시행되고 있는 임신성 당뇨병 치료는 인슐린은 분비되어도 아무런 효과를 보이지 않는데도 추가로 인슐린을 투여해 관리한다. 인슐린이 듣지 않는 상황이니 투여량이 많아지고 그 결과로 비만해지며 인슐린 저항성까지 심해진다. 대체적으로 칼로리의 반 이상을 탄수화물로 먹도록 권하기 때문에 이 악순환고리는 쉽게 끊이지 않는다.

어느 대학병원의 잘못된 치료

지금부터 당뇨 치료 관리에 어려움을 겪은 어느 대학병원의 사례를 소개해 보고자 한다.

신장 160cm에 체중 84kg인 28세의 한 여성이 25세에 2형 당뇨병을 진단받고 경구약 치료를 하던 중에 첫 임신을 하였다.

임신 진단 후 인슐린 투여를 시작하였고 그 후 당화혈색소 9.2%, 신장병증 1기로 나타났다. 1600kcal의 6분할 식과 인슐린 강화요법을 실시했지만 인슐린 투여량은 늘어만 갔다. 초속효성 인슐린, 중간형 인슐린으로 겨우 퇴원했으나 31주가 되자 인슐린 투여량이 늘면서 주산기(일반적으로 신생아를 출산한 전후 기간을 말한다. ― 옮긴이) 동안 입원했는데 그 즉시 저혈당이 되었다. 집에서 칼로리 높은 식사를 하다가 입원 후 다시 1600kcal로 섭취하여 인슐린 과잉이 되었기 때문이다. 이 여성은 유도분만으로 39주에 2.33kg의 아기를 출산했다. 기형은 없었다. 양호한 혈당 컨트롤이 되도록 인슐린을 최대 135단위(보통은 많이 사용하는 산모도 35단위 정도이니 네 배 이상 사용한 경우에 해당한다.)나 사용했다. 의사는 임신 말기 상태와 관련해 입원 시 급격한 저혈당을 초래한 것에 대해 자가 식사요법이 제대로 되지 않았을 가능성에 대해 언급했다.

위 사례를 보면 이 여성은 내과에서 1600kcal를 지도받았다고 나온다. 이처럼 현재의 당뇨병 식사요법은 저칼로리 고당질식이다. 임신성 당뇨병에 1600~1800kcal의 식사를 추천하고 있는데, 후생노동성은 임신 30주 이후부터 2750kcal의 칼로리를 섭취하도록 권장하고 있다. 약 1000kcal의 차이가 있는 셈인데, 그렇다면 당뇨병 환자는 1000kcal의 영양이 필요 없다는 뜻일까? 그렇지 않다. 더욱이 체중 80kg대의 여성이 하루 동안 1600kcal로 지내기란 얼마나 어렵고 혹독할까?

저칼로리식은 탄수화물을 60% 정도 먹도록 지도한다. 이런 방식으로 하면 낮춘 1000kcal만큼 태아 영양에 필요한 단백질, 필수 아미노산이 부족해진다. 반면 당질은 늘어 혈당이 오르기 쉽다. 혈당이 오르면 인슐린을 추가로 투여해야 한다. 여러 차례 설명했지만 인슐린은 비만 호르몬이기 때문에 저칼로리를 먹는데도 산모의 체중은 점점 더 늘어난다. 그러면 태아까지 거대아가 될 가능성이 높다. 인슐린 저항성이 심해져 투여량이 계속 늘고, 혈당 관리가 어려워져서 되어 필연적으로 임신 고혈압 증후군 등의 합병증이 생기며, 경질분만 역시 어려워져서 유도분만을 하거나 이마저 어려운 경우 제왕절개를 하는 경우가 흔하게 일어난다.

 산부인과의 경우 4kg이 넘는 아이를 낳게 하지 않으려는 경향이 있어(4kg이 넘는 경우 임신성 당뇨병 관리에 실패했다는 평가가 뒤따르기 때문이다.) 조기 출산을 서두르는 경우가 많다. 그러나 유도분만을 해도 좀처럼 자궁 입구가 열리지 않거나 아기의 머리가 내려오지 않는 상황이 벌어지는 경우가 빈번해 결국 제왕절개를 권하는 경우가 많다.

 임신성 당뇨병도 고위험군이 되면 산부인과에서 관리할 수 없기 때문에 내과에 의뢰되거나 당뇨병 전문 시설에 보내진다. 당뇨병의 내과적 관리는 내과에서 산전 검진은 산부인과에서 맡아서 하게 된다.

 우리 병원에서도 예전에는 그렇게 했지만 돌아보면 당뇨병 관리가 제대로 관리되지 못한 경우가 많았다. 당질 제한에 의한 당뇨병 관리를 알고 나서부터 우리 병원만의 독자적인 방법으로 관리를 하기 시작했고 대체적으로 그 경과가 좋았다. 부디 모든 산부인과 의사들에게 이 방법을 알리고 싶다.

당질 제한과 MEC식에 의한 관리

혈당을 올리는 것은 당질이기 때문에 당질의 양을 제한하고 필요한 칼로리를 단백질이나 지방으로 충분하게 섭취하면 모든 문제가 해결된다.

당질을 섭취하지 않으면 혈당은 오르지 않는다. 그러나 시중에 판매되는 음식을 먹을 경우 당질을 제로로 맞추기 상당히 어렵다. 그러므로 어느 정도의 혈당 상승을 허용하면서 하루 당질량을 결정하는 것이 좋다. MEC식은 교토 다카오 병원의 에베 코지가 주창한 것으로 슈퍼 당질 제한, 스탠다드 당질 제한, 쁘띠 당질 제한으로 나뉜다.

① **슈퍼 당질 제한:** 1일 3식 전부 당질을 제한하는 식사법이다. 1일 당질량을 매끼니 20g 이하, 총 60g 이하로 섭취한다. 당뇨병이나 다이어트에 적용하였을 때 가장 효과적이다.
② **스탠다드 당질 제한:** 3식 중 2식을 당질을 제한한다. 나머지 1식은 현미 등의 주식을 먹는다. 기존의 칼로리 제한식보다 당뇨병, 다이어트에 효과가 크다. 슈퍼 당질 제한 버전보다 지속하기 쉽다.
③ **쁘띠 당질 제한:** 3식 중 1식(기본적으로 저녁식사)만 당질을 제한하는 식사법이다. 가벼운 다이어트용으로 당뇨병에는 맞지 않다.

슈퍼 당질 제한은 당뇨병 임신과 임신성 당뇨병에 충분한 효과를 보인다. 대개의 임신성 당뇨병은 스탠다드 당질 제한으로 충분히 관리할 수 있다. 경미한 임신성 당뇨병의 경우 쁘띠 당질 제한 방식도 괜찮다. 체중 감량은 셋 다 가능하다. 칼로리에 신경 쓰지 않으면서 혈당치를 확실히 낮출 수 있다.

2형 당뇨병 환자의 경우 끼니당 당질을 20g 이내로 먹을 경우 혈당 상승은 60mg/dL 정도에서 멈춘다. 식전 혈당이 80mg/dL 전후인 사람이라면 140mg/dL 이내로 억제된다. 약을 사용하지 않고 이 정도 수준이니 매우 훌륭한 당뇨병 컨트롤 방법인 셈이다.

당질 제한식 또는 MEC식의 이점

당질 제한식과 원리식는 같지만 산모에게 설명하기 쉽고 이해시키기도 쉬워서 최근에는 MEC식을 더 권장하고 있다. MEC식은 앞서 소개했듯 당질을 먹지 않는다는 부정적인 이미지보다 고기, 달걀, 치즈를 적극적으로 먹는다는 긍정적인 뉘앙스를 풍긴다. 매번 30회씩 잘 씹어서 먹고, 심지어 마음껏 먹어도 되기 때문에 산모들도 어렵지 않게 시도할 수 있다.

당뇨병 중에 임신을 하거나 '임신성 당뇨병' 환자가 당질 제한식을 하면 인슐린을 쓰지 않고도 하루 종일 혈당이 변동하지 않는다. 식후 고혈당, 저혈당, 평균 혈당 변동폭 증대, 산화 스트레스 증가 등으로 모체와 태아에 악영향을 미치는 일도 일어나지 않는다. 이것을 CGM(지속형 혈당 측정기)으로 살펴보면 완만한 곡선이 나타나는 것을 확인할 수 있는데, 이는 식후 고혈당이 일어나지 않았다는 의미다. 이런 곡선은 당뇨병 전문의에게 관리를 받는 환자에게는 좀처럼 나오기 어려운 결과다. 당질 의존 상태에서 벗어나기 때문에 체중 관리도 수월하고 비만한 산모의 경우 다이어트 효과도 있다. 혈당을 컨트롤 할 수 있고 번거로운 칼로리 계산도 할 필요가 없다. 쌀이나 빵, 파스타를 끊고 고기나 달걀, 치즈 등의 단백질이나 지방을 많이 먹는 데 집중하는 것만으로 편안한 임신 기간을 보낼 수 있다.

02
임신성 당뇨병의 발병 이유

　임신을 하면 건강했던 사람도 전당뇨병 상태가 된다. 이것을 '내당능이 떨어진다.', '혈당이 오르기 쉬운 상태가 된다.', '인슐린이 분비되어도 그 효과가 없다.' 등으로 표현한다. 임신을 하면 대체 왜 이런 일이 일어나는 것일까?

왜 내당능이 떨어질까?

　포유류 이외의 동물은 대체로 알의 형태로 새끼를 낳는다. 어류, 양서류, 파충류, 조류, 단공류(포유류로 분류되지만 포유류보다는 파충류에 가까운 동물로 알을 낳는다. 오리너구리 등이 해당된다. ─옮긴이)를 비롯해 대부분의 곤충이나 거미 등의 번식 방법은 난생이다.
　알의 내부는 탄수화물은(당질) 거의 없고 단백질과 지방으로 구성되어 있다. 각각의 종은 완벽한 상태의 알로부터 영양을 공급받으며 새끼로 성장한다. 알은 부화될 때까지 외부로부터 공급받는 영양이 따로 없다.

그러면 인간의 태아는 무엇을 영양원으로 살아갈까? 예전에는 포도당이라 말해 왔지만 실험으로 태반의 제대혈에 포도당이 거의 들어 있지 않다는 것을 알게 되었다. 그러나 케톤체는 성인의 30배 정도로 나타난다. 이는 곧 지방을 에너지원으로 삼고 있다는 증거다.

이를 토대로 다음과 같은 의문이 떠오른다. 태아에게 정말로 당질은 필요하지 않는 것일까? 최근 수십 년 동안 인간 세계에서 일어난 당질 과잉 섭취 사태가 단백질과 지방을 에너지원으로 쓰는 산모와 태아의 신체 구조에 예측하지 못한 하나의 사건이 된 것은 아니었을까? 결국 산모의 몸에 당질을 낮추는 능력이 미처 갖춰지지 않아 내당능이 떨어지는 것은 아닐까?

혈당을 올리는 식품이 흔하지 않던 시절

700만 년 역사에서 인류는 대부분 굶주림과의 전쟁 속에서 자손을 늘려야만 하는 상황에 처해 있었다. 임신 중에 당질이 넘치는 식사는 상상할 수 없었고, 음식을 안정적으로 먹을 수조차 없었기 때문에 인체에 저장되지 않는, 당질에 의존하는 에너지 시스템으로 자손을 낳고 기를 수는 없었을 것이다.

인체에 저장된 글리코겐은 기껏해야 며칠이면 다 소진된다. 오늘날 편의점에 대량으로 진열된 음식의 대부분은 인류의 음식 역사에 없던 것들이다. 한순간 혈당치를 올리는 청량음료 등은 그야말로 최근 수십 년의 일이다. 요즘과 같은 당질 중심의 음식이 아니었기 때문에 당뇨병도, 임신성 당뇨병도 없었던 것은 물론이다.

아오모리 현의 산나이마루야마에서는 조몬 시대에 서식한 호두나 도토리 등의 나무 열매와 날다람쥐나 토끼 등의 작은 동물 뼈가 다수 발견되었다. 당시 조몬인들의 음식 내용을 살펴보면 급격한 혈당 상승은 있을 수 없는 일이었다. 당시로서는 흔하지 않은 당질을 어렵게 얻는 경우, 지방으로 바꾸어 피하에 저장하는 것이 급선무였다. 피하지방으로 저장해 놓으면 수일에서 수십 일의 굶주림도 극복할 수 있기 때문이다. 그래서 여성의 몸은 부드러운 곡선을 띠고 남성보다 많은 피하지방을 저장한다. 여성의 신체 곡선은 임신을 위한 영양을 저장하기 위해서 만들어진 것이다.

우리 몸은 지방과 단백질을 요구한다

어머니는 저장된 피하지방을 사용해 태아에게 지방과 케톤체를 공급한다. 그 지방이 바로 태아의 중요한 영양원임을 나는 융모와 태반을 통해 알아냈고, 이를 통해 막 태어난 아기가 케톤체 인간임을 밝혔다.

어떤 학회도 '임신성 당뇨병'의 발병 원인을 제시하지 못하고 있다. 나는 그 원인으로 다음과 같은 가설을 생각한다.

임신성 당뇨병은 임신 모체가 '당질을 거부'하고 있는 병태다. 동시에 '단백질과 지방을 요구'하는 상태다. 이것을 간과한 채 산모가 당질이 과다한 식생활을 하기 때문에 병이 생긴다. 당질을 제한하고 지방과 단백질을 늘려 주면 임신성 당뇨병이 즉시 낫는다. 태아가 '당질'을 필요로 한다고 믿는 것은 영양학의 실수다. 임신 중에 태아는 단백질과 지방을 요구하기 때문에 당질을 줄여도 괜찮다.

지방이야말로 인류의 번식을 지탱해 온 안정된 영양원이다. 임신 중에 일어나는 내당능 저하는 합리적인 인간 번식 구조의 일부로 생각해 볼 수 있다. 출산이 끝나면 대다수의 임신성 당뇨병 산모의 내당능이 원래대로 돌아오기 때문이다.

그렇다면 당뇨병이란 무엇일까? 나는 당뇨병이 인체가 당질을 과다로 섭취하는 것에 대응하는 거부 반응이라고 생각한다. 이 질병을 치료하기 위한 다양한 약이 개발되었지만 근본적인 해결책은 당질을 많이 먹지 않는 것, 그뿐이다.

따라서 '당질을 먹으면서 당뇨병을 치료하라.'는 말은 바보 같은 말과 같다.

보통 당뇨병을 '낫지 않는 병'이라 말하지만 임신성 당뇨병의 경우 출산이 끝나면 낫는다. 그러므로 임신 중에 당질 섭취에 주의하면 그 후에도 당뇨병에 걸리지 않고 지낼 수 있다.

산모가 당뇨병에 걸리지 않는 비법을 습득하면 남편과 아이들도 같은 길을 걸을 수 있다. 임신성 당뇨병과 그 치료 과정은 산모의 미래 건강 예상도자 가족 전체의 건강 예상도다. 임신성 당뇨병의 원인을 알고 이를 극복하는 것이야말로 당뇨병을 예방하고 관리하는 지름길이다.

먹어서 좋은 음식과 주의해야 할 음식

먹어서 좋은 음식	분류	주의해야 할 음식
소, 돼지, 닭, 양	육류	양념 통조림
생선, 조개, 갑각류 등	어패류	어묵, 조림 등
치즈, 버터 등	유제품	우유, 요구르트 등
달걀	달걀	달걀이 들어간 빵, 과자류
대두, 대두 제품	콩류	콩고물, 팥 등
잎 등	채소류	호박, 당근 등
호두, 참깨 등	견과류	밤, 아몬드 등
모든 버섯	버섯류	-
김, 미역 등	해조류	조림류
간장, 미소, 소금, 식초 등	조미료	소스, 케첩 등
모든 기름	기름류	-
소주, 커피 등	기호 음료	청주, 맥주 등
곤약	곡물, 감자류	쌀, 밀, 감자류 등
아보카도	과일류	과일 전반, 주스 등
-	과자류	당이 들어간 과자류

*우유, 요구르트를 주의해야 할 음식으로 분류하는 이유는 유당 때문이다. 초기 3주 정도 제한한다. 특히 설탕이 첨가된 요구르트는 좋지 않다. 그러나 설탕이 첨가되지 않은 우유와 요구르트는 초기 3주 정도를 지나면 먹을 수 있는 좋은 식품이다.
대두는 발효시킨 제품이 좋다.(낫또, 청국장 등) 과일 전반과 주스는 과당이 매우 많이 들어 있어 매우 해로운 식품이다. 과당은 포도당보다 훨씬 나쁜 영향을 준다. 오른쪽 열에 있는 음식 중 과자와 더불어 가장 나쁜 종류다. — 옮긴이

03

용기 있는
임산부의 등장

    2014년 1월경 진료 중에 쿠라카타 안리라는 임산부가 전화를 해 왔다.

    "가와사키에 살고 있는 임산부입니다. 임신 27주로 1형 당뇨병인데 케톤체가 높다는 이유로 아무데서도 산부인과 진료를 봐 주지 않습니다. 에베 코지 선생님께 연락을 취해 상담해 봤더니 무네타 선생님을 소개해 주셨습니다."

    전화로 쿠라카타 씨에 대해 알게 된 사실은 다음과 같았다.

① 당질 제한을 하면서 혈당을 관리하는 중이다.
② 인슐린은 사용하지 않고 있다.
③ 케톤체가 높다.

    1형 당뇨병인데 인슐린을 쓰지 않고 컨트롤하는 경우는 거의 없기 때문에 처음에는 쿠라카타 씨의 말이 잘 믿기지 않았다. 다만 그녀의 상태가 매우 좋은 듯했기 때문에 혈당이 충분히 컨트롤되고 있다는 생각이 들었다. 나는 "훌륭하십니다. 열심히 당질 제한을 하셨군요! 얼른 병원에 오셔서 진료를 받으세요."라고 말했다. 그녀는 바로 다음 날 우리 병원을 방문했다.

1형 당뇨병 임산부의 선택

쿠라카타 씨는 가족력이 없음에도 둘째를 임신하고 1형 당뇨병을 진단받았다. 혈당치는 297mg/dL, 당화혈색소는 11.5%이었고 1형 당뇨병을 증명하는 특유의 항체인 항GAD 항체가 100(기준치 1.4 미만)이었다. 대학병원에서는 임신 유지가 바람직하지 않기 때문에 중절을 하거나 인슐린 주사를 맞아야 한다고 제안했다. 임신 중절을 할 자신도 평생 인슐린을 맞을 자신도 없었던 그녀는 더 이상 대학병원에 가지 않기로 결심했다. 대신 한방침술클리닉 등을 다니며 임신을 유지하다가 임신 27주에 이르러서야 우리 병원을 찾게 된 것이다.

쿠라카타 씨는 임신 20주쯤에 이르러 입덧이 덜해지자 스스로 당질을 줄이기 시작했다. 당시 산부인과 몇몇 곳으로 진료를 받으러 갔지만 그 어디도 1형 당뇨병 환자인 그녀를 받아 주지 않았다.

한 병원에서는 혈당치 79mg/dL, 당화혈색소 6.3%로 처음보다는 극히 좋아졌지만 소변 케톤체가 4+이기 때문에 모자 모두 위험하다고 진단하고 인슐린을 맞는 조건에 응할 경우 산부인과의사를 소개시켜 주겠다고 그녀에게 제안하기도 했다.

수개월 전부터 에베 코지의 블로그에서 당뇨병과 당질 제한에 대한 다양한 글을 읽고 있었던 그녀는 이러한 병원의 반응에 혼란스러웠다. 어느 쪽이 진실인가 확인하고 싶어 에베 선생에게 질문 메일을 보냈고 다음 날 다음과 같은 답변을 받을 수 있었다.

"소변 케톤체가 양성이라도 아무 걱정하지 마세요. 모자 모두 안전합니다."

쿠라카타 씨의 경과 ① (체중, 케톤체)

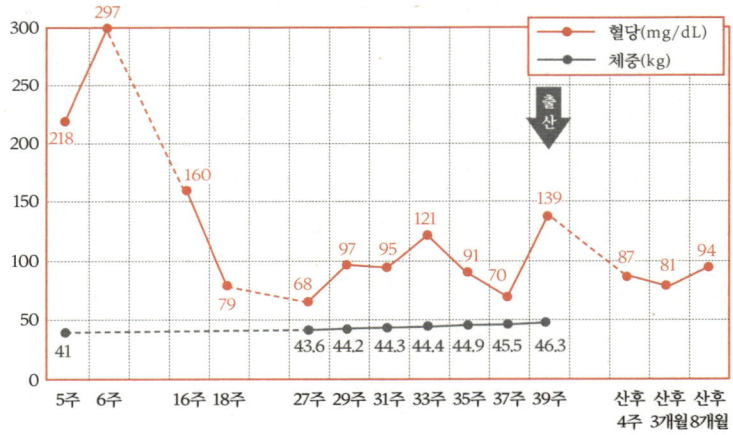

(μmol/L)

임신 주수	27주	29주	31주	33주	35주	37주	39주	산후 4주	산후 3개월	산후 8개월
케톤체	2626	532	1023	612	1314	1789	1995	5065	786	1965

1형 당뇨병 임산부의 당질 제한

병원 초진 시 쿠라카타 씨의 체중은 43.6kg, 혈당은 68mg/dL, 당화혈색소는 6.0%, 항GAD 항체는 37.6, 인슐린은 2.6μU/mL(정상치는 2.2~12.4), 케톤체는 2626μmol/L로 철저한 당질 제한을 하고 있었고 태아는 주수에 맞는 발육 상태를 보이고 있었다. 그녀는 우리 병원에서 산전 검진을 정기적으로 받게 되었다.

쿠라카타 씨의 글리코알부민은 당초 19.7%였지만 그 후 혈당 컨트롤이 안정되면서 13.4%까지 하강했다. 당화혈색소는 5.9%에서 5.5%가 되었는데, 6.3% 이상을 당뇨병이라고 진단하는 점을 생각해 볼 때 양호한 편이었다.

그녀는 39주 3일에 3.15kg의 아기를 낳았다. 출산 시 모체 케톤치는 무려 5065μmol/L였음에도 아기는 정상적으로 태어났고 산증 역시 일으키지 않았다. 산모의 혈당치는 출생 4시간 후 62mg/dL로 내렸다. 기형이나 합병증도 없었고 모체의 인슐린 분비는 우리 병원 초진 시와 비교하여 2.6μU/mL에서 7.8μU/mL로 증가했다.

혈당의 변화를 살펴보면 임신 18주까지는 입덧으로 잘 먹지 못했기 때문에 혈당 컨트롤이 악화되지 않았고 그 후 당질 제한식을 실천하고부터 낮게 안정되었다. 케톤체는 출산 시 5000μmol/L대로 높게 나왔지만, 인슐린 분비가 있고, 고혈당도 아니라 산증 역시 일으키지 않았던 것이다.

쿠라카타 씨의 경과 ②(당화혈색소, GA, 인슐린)

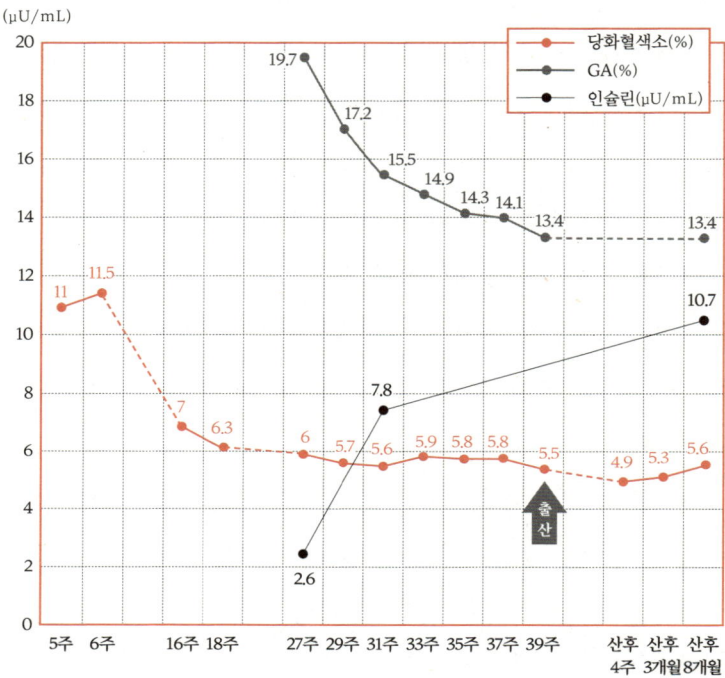

1형 당뇨병의 인슐린 분비가 회복되다

쿠라카타 씨는 1형 당뇨병에 걸렸음에도 인슐린을 쓰지 않고 당질을 제한하면서 안전하게 출산하였다. 당질 제한 덕분에 고혈당이 생기지 않아 인슐린을 사용하지 않을 수 있었다. 출산 후 인슐린 분비가 증가하였고 췌장 기능 역시 회복되었다. 인슐린이 낮고 케톤이 높아도 산증은 일어나지 않았다. 이 점이 중요하다.

1형 당뇨병의 경우 인슐린이 꼭 필요하고 임산부의 경우는 더 필수적이라고 알려져 있다. 쿠라카타 씨처럼 인슐린을 전혀 쓰지 않고 출산에 성공한 경우는 전 세계적으로 극히 드문 사례라 생각된다.

쿠라카타 씨는 출산 후 반 년 만에 인슐린이 10μU/mL 이상 분비되어 췌장 베타세포가 완전하게 회복되었다. 보통 인슐린 투여가 빠를수록 췌장을 보호한다고 알려져 있지만 지금까지의 결과는 좋지 않았다. 이와 달리 인슐린을 쓰지 않고 혈당을 낮추면 인슐린 분비가 필요하지 않아 췌장이 휴식을 취할 수 있어 회복할 가능성이 높다. 이렇듯 쿠라카타 씨는 당질 제한을 통해 췌장 기능이 회복되었음을 증명해 주었다.

탄수화물과 혈당의 관계

그녀 이외에도 당질 제한식의 힘을 체감한 환자들이 줄을 잇고 있다.

40세의 J 씨는 우리 병원에서 출산한 지 20년이 지났는데도 유독 기억에 남는 환자다. 최근 우연히 방광염 증상으로 오랜만에 내원하였는데, 소변 스틱 검사를 했을 때 요당이 3+라서 혈당치를 재 보았더니 450mg/dL가 넘었다.

CGM(피하이식혈당측정기)를 삽입하고 4일 동안은 지금까지 해 오던 식사를 했고 5일째부터는 당질 제한 식사를 실천하도록 했다. 당질 제한 이전과 이후의 혈당의 변화를 측정하기 위해서였다.

J 씨에게 첫 4일 동안은 당질 제한에 대해 따로 설명하지 않았다.

2형 당뇨병 J 씨의 혈당 변화

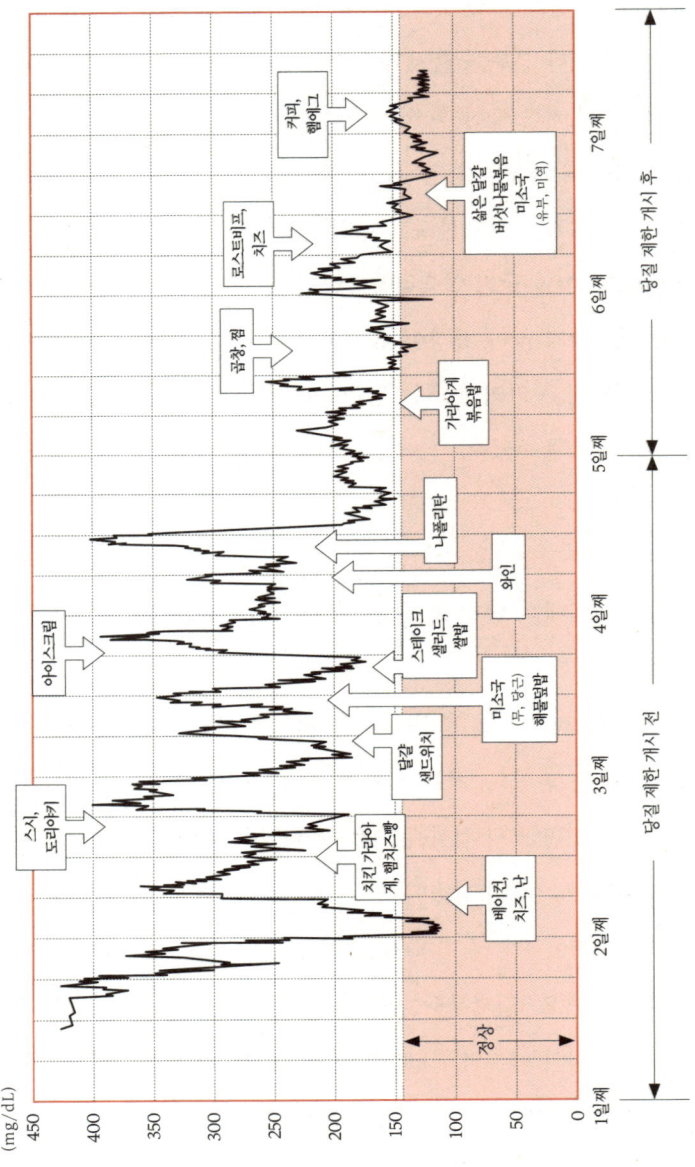

202 지방의 진실 케톤의 발견

식사 내용이나 당뇨병에 대해서 언질을 주면 환자는 의식적으로든 무의식적으로든 여러 측면에서 식단에 제한을 하기 때문이다.(서로 신뢰 관계가 있었기에 가능한 일이었다.) 당질 제한을 하지 않는 4일 동안에는 혈당이 400mg/dL 이상으로 나타났다. 5일째부터 당질 제한을 시작하고 약을 끊자 3일 후 혈당이 150mg/dL 미만으로 내려갔다.

식사 내용을 보면 알 수 있듯이 도라야키(팥빵과 비슷한 일본 과자 중의 하나 — 옮긴이)나 초밥, 아이스크림, 볶음밥 등을 먹고 혈당이 400mg/dL 이상 되었다. 베이컨이나 치즈, 난, 달걀 샌드위치, 해산물덮밥, 나폴리탄을 먹고 혈당 350mg/dL가 되기도 했다.

그러다 쌀과 빵을 중단하자 혈당치가 빠르게 떨어져 7일째에는 150mg/dL 미만이 되었다. 고칼로리 음식인 스테이크나 햄에그를 먹어도 혈당은 오르지 않았던 것이다. 쌀이나 빵, 파스타 등의 면류, 과자류를 끊으면 혈당은 정상화가 되었다. 이렇듯 혈당은 칼로리와는 전혀 관계 없었다.

혈당은 칼로리와 관계가 없다

당질 제한을 계속한 결과 J 씨의 당화혈색소는 3개월 만에 11%에서 6%대로 떨어졌다. 체중도 8kg이 줄었고 혈압도 정상으로 회복되어 복용중인 약을 중단했다. 섭취 칼로리를 낮추어 당뇨병을 낫게 하려는 학회나 당뇨병 전문의, 영양 관리사가 많지만 앞의 그래프를 보면 그것이 얼마나 소용없고 무의미한 일인지 알 수 있을 것이다. 다시 한 번 말하지만 혈당은 칼로리와 관계가 없다.

임신성 당뇨병 K 씨의 혈당 변화

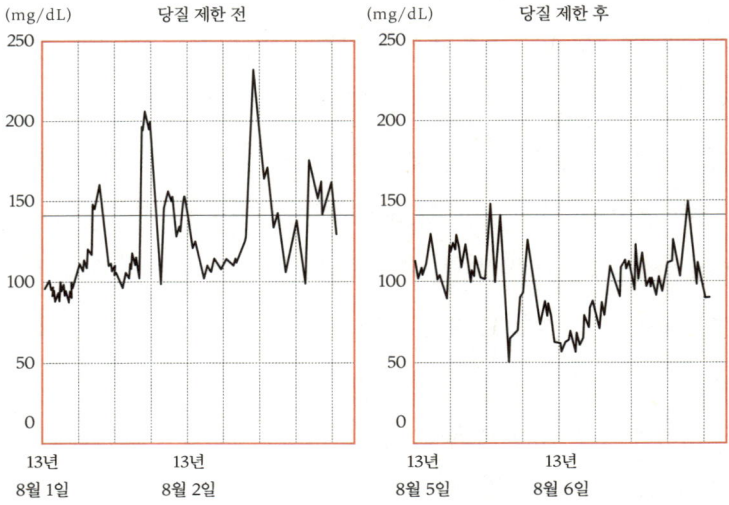

일본 당뇨병학회의 '식품 교환표'에는 지방이나 단백질도 혈당을 올린다고 쓰여 있지만 이는 잘못된 것이다.

위의 그래프는 임신성 당뇨병 K 씨의 사례다. 당뇨병은 식후에 혈당이 상승할 뿐만 아니라 공복 혈당도 정상보다 높다. 이와 달리 임신성 당뇨병은 공복 시 혈당이 150mg/dL 미만이다. K 씨는 26세의 임산부다. 왼쪽은 당질 제한을 하지 않은 보통식을 한 경우고, 오른쪽은 당질 제한을 시작한 경우다. 당질을 끊고 나니 혈당이 낮아진 것을 한눈에 확인할 수 있다. 이처럼 식사를 '칼로리'가 아닌 '당질량'으로 관리하면 약을 전혀 사용하지 않고도 혈당을 제대로 관리할 수 있다.

04
케톤체가
사람을 살린다

지금부터 임신기에 당뇨병에 걸렸지만 스스로 당질 제한의 치료를 선택한 지혜와 용기로 가득 찬 임산부의 체험기를 소개하겠다.

불임 치료와 임신 그리고 당뇨병 진단 - 시모조 카나에

불임 치료의 고통에 치가 떨려 쉬던 중에 운 좋게도 자연 임신이 되었다. 기쁜 마음에 가까운 종합병원으로 진료를 보러 갔다. 혈압이 높게 나타나 혈액 검사를 했는데 그 결과 혈당이 236mg/dL로 높게 나왔다. 당화혈색소는 9.3%였다.

진료를 볼 때마다 산부인과의사는 당뇨병 환자의 기형 출산에 관해 이야기하며 중절 수술에 대해 설명했다. 그는 나에게 즉시 섭취 칼로리를 1600kcal까지 낮추라고 말했다. 당부하 검사 결과도 나빴던 나는 결국 임신성 당뇨병으로 진단받았다. 산부인과의사는 "이곳에서는 이제 진료가 어려우니 도립 병원으로 가 보세요."라고 이야기했다.

도립 병원의 예약일은 약 한 달 뒤로 잡혔다. 나에게는 너무나 긴 시간이었다. 산부인과의사는 칼로리 이야기만 했고 자세한 사항은 도립 병원에서 자세히 물어보라는 말만 되풀이했다.

어렵게 가진 아이를 낳지 못할까 하는 마음에 매일 절망감으로 울었다. 남편도 이러지도 저러지도 못하는 상황에서 어쩔 줄을 몰라 하며 머리를 싸맸다. 남편의 모습을 보고 있자니 고통스럽고 눈앞이 깜깜해졌다. 되돌아보면 당시 우리는 이 주제를 애써 회피한 듯하다. 대화를 시작하면 나는 울어버렸고 간단히 결론이 나는 것도 아니어서 둘 다 어떻게 해야 할지 몰랐다. 혹독한 불임 치료 중에 자연적으로 갖게 된 아기를 지우는 일은 생각조차 할 수 없었지만 장애가 있는 아이를 기를 자신도 솔직히 없었다.

어떤 조치도 취하지 못한 채 인터넷 검색마가 되어 '임신성 당뇨병'과 '혈당'에 대해 조사하기 시작한 것이 그 즈음이었다.

절망의 나날에 빠져 있던 어느 날 우연히 혈당을 덜 올리는 '밀기울'(밀의 껍질 부분)로 만든 빵을 판매하는 빵집을 발견했다. 남편이 빵을 무척이나 좋아하는 나를 그곳으로 데려가지 않았더라면 생각만 해도 아찔하다. 나는 빵집 주인으로부터 무네타 선생님을 소개받았다.

나는 도립 병원 의뢰서를 지참하고 곧바로 무네타 선생님의 클리닉으로 향했다. 이때 이미 나름대로 당질 제한을 하고 있었지만 먹는 문제에 곤란을 겪는 중이었다. 탄수화물을 제한하다 보니 예전에 먹던 것이 거의 다 사라져서 어떻게 이어가야 할지 몰랐기 때문이다.

무네타 선생님은 초진에서 "평범하게 출산할 수 있어요. 이제 걱정하지 않아도 좋습니다."라고 말씀하셨다. 지금까지 병원에서 들어 온 소리와는 전혀 다른 내용이었다.

"혈당 컨트롤만 하면 아무 일도 일어나지 않고 약 없이 식사만으로 가능합니다!"

이 말을 들었을 때 나는 정말 안심했다. 마음속의 응어리가 해소되는 느낌이었다.

당뇨병 합병증 발병 후 당질 제한을 하고 3개월이 지나자 무네타 선생님이 말씀하신 대로 혈당이 안정되어 당화혈색소도, 글리코알부민도 정상이 되었다.(3월 당화혈색소 9.3% → 6월 당화혈색소 6.0%, 4월 글리코알부민 16.7% → 6월 글리코알부민 13.0%)

단지 3개월 동안 당질 제한을 했을 뿐인데 수치가 정상화되다니, 미처 생각조차 못했던 일이었다.(출산 직전에도 당화혈색소는 5.1%, 글리코알부민은 12.0%로 안정된 상태였다.) 우리 부부는 용기와 힘을 얻었다. 입덧 때문에 요리를 할 수 없는 나를 위해 남편은 팔을 걷어붙였다. 외식 중에도 의외로 먹을 수 있는 것이 많아 먹을 것에 관한 고민이 다수 해결되었다.

그러나 주식이라 불리는 쌀이나 면 등을 먹지 않는 나의 식사에 대해 우려하시는 분들이 많았다. '기름진 것을 먹으면 혈당이 오른다.', '쌀을 먹지 않으면 영양이 부족하다.' 등 당질 가득한 식사를 권하거나 당질 제한을 이해해 주지 않는 일 역시 자주 있었다. 그러나 당질 제한을 함에 따라 여러 가지 수치가 정상에 가까워지고 있다는 사실 자체가 지속해 갈 수 있는 힘이 되었다. 또 남편이 이해해 주고 당질 제한에 동참해 줘서 마음이 든

든했다. 어렵게 들어선 생명을 지키고 싶다는 마음이 서로를 돕게 한 것이라고 생각한다.

남편과 무네타 선생님 덕분에 나는 무사히 건강한 여자아이를 출산할 수 있었다.

아이는 2.89kg으로 태어났지만 내 몸무게는 임신 기간을 통틀어 0.5kg이 증가했을 뿐이었다. 이를 보면 배 속의 아기는 당질 영양이 크게 필요하지 않았던 것은 아닌가 하는 생각하게 된다.

인슐린 증량 후 혈당 상승에 의문 품다 - 쿠로야나기 테츠코

나는 임신 16주에 이르렀을 때 혈당이 257mg/dL로 상승하여 대학 병원에 가게 되었다. 이때 당화혈색소는 8.3%, 수시 혈당은 121mg/dL여서 곧바로 인슐린을 시작하게 되었다.

나는 임신 중기에 당뇨병식 2000kcal 섭취를 지도받았고 인슐린을 증량했다. 식후 혈당은 대략 120mg/dL로 억제되었지만 임신 초기의 고혈당 때문에 아기에게 선천성 이상이 생겼을 가능성이 있다는 말을 여러 차례 들어 불안한 마음이 있었다. 그 후 인슐린을 맞아도 아침 혈당이 189mg/dL가 되는 등 상태가 점점 나빠지기만 했다. 나빠지기만 하는 상황에 의구심이 들 무렵 편의점에서 우연히 당질 제한 책을 발견하였다. 나는 책에 소개된 에베 코지 선생님의 블로그를 찾아보았다. 블로그에는 당뇨병 임신에 당질 제한을 실시하는 무네타 선생님과 나가이 선생님의 이야기가 실려 있었다.

당뇨병식을 하고 인슐린을 맞아도 혈당이 300mg/dL까지 올라가 인슐린 치료 방법에 대해 의문이 들던 시점이었다. 나는 책에 소개된 대로 밥의 양을 줄였다. 그 후 혈당을 재 보니 놀랍게도 혈당이 내려가 있었다.

그렇게 나는 당질 제한을 하기 시작하게 되었다. 블로그에 "인슐린을 사용 중인 사람은 당질 제한을 함부로 하면 안 된다."고 쓰여 있었기 때문에 나는 무네타 선생님의 게시판에 나의 상황에 대해 문의했다.

나는 무네타 선생님에게 "당질을 대표하는 쌀밥을 중단하면 혈당이 오르지 않고 인슐린도 불필요하다. 당질을 끊으면 완전히 정상적으로 출산을 할 수 있다. 육식을 하는 경우 케톤체가 상승하지만 이것은 정상이니 걱정할 필요 없다. 당장 상담해 보자."라는 답장을 받았다. 나는 황급히 도쿄의 친정으로 귀성해 진료를 받았다.

무네타 선생님은 인슐린을 서서히 끊는 방법도 있고 즉시 중단하는 방법도 있다고 하셨다. 나는 후자를 택했다. 선생님은 "대담하군요."라며 웃으셨지만 나는 한시 바삐 인슐린을 끊고 싶은 마음이 강했다. 배에 남은 주사 흔적이나 가려움, 멍 자국이 싫어서 참을 수 없었다. "혈당 수치는 괜찮습니다."라는 선생님의 말도 큰 힘이 되었음은 물론이다.

이때가 임신 25주에 이르렀을 때였다. 인슐린 주사를 맞지 않으니 최상의 컨디션이 유지되었다. 인슐린을 맞으면 졸리고, 나른하고, 피곤하지만 식욕이 생기기 때문에 살이 찌고 견디기 힘든 권태감이 몰려온다. 이는 정말 고통스럽다. 게다가 인슐린을 맞고 나서도 혈당은 오르기만 하고 효과가 느껴지지 않았기 때문에 매일같이 맛있는 고기를 많이 먹는 생활은 믿을 수 없을 정도로 만족스러웠다. 이후 출산까지 당화혈색소는 5.5%에서 5.6%, 6.1%의 변화를 보였지만 인슐린을 맞았을 때보다는 낮은 수치였다. 케톤체는 700~850μmol/L 정도였다.

37주 예정일보다 한 달 빨리 양수가 터지면서 3시간 만에 2.1kg의 아기가 태어났다. 총 체중은 6kg이 증가했고 이른 출산으로 아기가 조금 작았지만 건강한 상태였다.

나는 임신 중에 무네타 선생님을 극적으로 만나 인슐린 주사 없이 아이를 출산한 운이 좋은 산모라 생각한다. 출산하고 2년 이상 경과한 지금까지도 나는 당질을 제한하며 고기 중심의 식생활을 하고 있다. 온 가족이 함께하는 것은 물론이다. 그 탓인지 아기도 잔병치레 없이 건강하고 활발하게 자라고 있다.

나는 오랫동안 당뇨병을 앓아 오신 어머니에게도 당질 제한을 가르쳐 드렸다. 그 결과 무려 35년이나 맞아 오던 인슐린을 끊을 수 있었다. 어머니의 당화혈색소는 6.1%고 혈압도 내려 여러 가지 약을 끊게 되었다. 이렇듯 우리 가족 모두 당질 제한의 이로움을 실감하며 살고 있다.

임신 중에 인슐린을 맞게 한 대학병원에서 탈출하지 않았다면 이런 경험은 하지 못했을 것이다. 당질 제한을 만나 삶이 바뀐 것에 감사드린다.

인슐린으로 30kg나 늘어난 당뇨병 환자 - 자마 유키코

나는 로스앤젤레스에 사는 45세 여성으로 12년 전 임신성 당뇨병에 걸려 치료한 경험이 있다. 그 후 당뇨병이 재발했다. 진짜 당뇨병에 걸린 것이다.

12년 전 나의 직업은 프리랜서 스포츠 강사로, 매일 몸의 한계를 경험할 때까지 운동했다. 임신을 알고 나서는 남편이 사는 미국의 오하이오

주로 이주했다. 겨울의 오하이오는 마이너스 20도까지 떨어지는 추위 때문에 조금도 밖에 나갈 수 없었다. 자연스럽게 텔레비전 앞이 일등석이 되었다. 한손에는 도넛을 쥐고 하루 종일 카우치 포테이토(couch potato, 소파에서 포테이토 칩스를 먹으며 뒹굴거린다는 뜻으로, 밖에서 새로움을 추구하기보다 집 안에 틀어박혀 텔레비전이나 영화 등을 즐기는 사람들의 생활 습관을 일컫는 말이다.) 상태로 보냈다. 일본의 생활과는 정반대로 산 셈이다.

미국 의사는 내게 인슐린을 권했다. 그때까지 임신성 당뇨병의 '임' 자도 몰랐기 때문에 의사의 지시대로 인슐린을 투여했다. 그 후 전문 영양사에게 당뇨병 식사 교육을 받았다. 탄수화물, 단백질, 채소 등을 균형 있게 먹는 것으로, 현재 일본 당뇨병학회가 권장하는 식사법과 크게 다르지 않았다. 나는 열심히 탄수화물을 먹고 인슐린을 맞으며 일상생활을 해나갔다. 예상하겠지만 체중은 점점 늘어 출산일에는 임신 전보다 30kg이 늘어난 80kg이 되었다.

나는 무엇이라도 하지 않으면 안 되겠다는 생각이 들어서 운동을 시작했다. 식사도 지정된 것 외에는 먹지 않으려고 노력했는데도 체중은 불고 또 불어났다. 미국 병원의 의사도 간호사도 모두 나보다 거대했기 때문에 상대적으로 그들은 내가 지나치게 살이 쪘다고 생각하지는 않는 듯했다. 담당 의사는 진료실에 들어올 때 120kg이 넘는 몸을 헉헉 거렸다. 얼핏 보면 어느 쪽이 환자인지 알 수 없었다. 사실 나를 포함한 모두가 당질 제한이 필요했다.

출산일을 한 달 앞두고 나는 일본으로 귀국했다. 인슐린을 맞는 임신성 당뇨병 산모가 일본 산부인과 문을 두드리는 것이 어떤 일인지 전혀 알 턱이 없었다. 개인 병원에서 거절당해 큰 시립 병원에서 진료를 봤다. 미국에서 발급받은 진단서를 본 젊은 의사는 "어떻게 이렇게 체중이 불어났나요? 말도 안 됩니다. 믿을 수 없습니다."라며 나를 꾸짖었다. 나는 "죄송합니다."라고 잘못을 빌 수밖에 없었다. 의사의 분노는 무엇 때문이었을까? 나는 계속해서 인슐린을 맞으며 출산을 기다렸다. 나는 1박 2일 동안 진통하여 둥글둥글 살찐 3.8kg의 여자아이를 출산했다.

의사는 임신성 당뇨병의 경우 대부분 혈당이 정상으로 돌아오니 인슐린을 중단하자고 말했다. 입원 중의 식사는 저염식의 밥, 고기와 생선, 채소 등의 이른바 칼로리 제한식이었다. 산후 혈당이 천천히 내려가자 나는 인슐린을 끊고 퇴원했다. 의사는 "혈당이 내려갔지만 보통 사람보다 당뇨병에 걸리기 쉬우니 식사에 신경 쓰며 칼로리에 주의하라."고 했다. 나는 "밥은 현미로 하고 일식을 먹으며 건강에 유의하겠습니다."라고 말했고 그 후로 현미를 듬뿍 먹어 왔다. 조린 음식에는 미림이나 설탕을 듬뿍 넣었다. 여태껏 나는 흑설탕이 몸에 좋다고 믿었다.

출산 3개월 후 나는 빠르게 업무에 복귀했다. 80kg까지 불어났던 체중은 줄기 시작해서 2년을 경과할 쯤에는 45kg이 빠져 지방이 전혀 없는 상태가 되었다. 그런데 내 몸은 이유도 모른 채 점점 말라 갔다. 식욕도 늘고, 많이 먹는데도 주변의 동료들로부터 "너무 마른 거 아니에요?", "어디 아프신 건가요?", "병원에 가 보세요!"라는 말을 들었다. 그러고 보니 목이 자주 말랐다. 전철로 이동할 때는 나른하고 졸려서 어쩔 줄 몰랐다. 나는 병원 진료를 받아보기로 했고 전혀 예상하지 못한 이야기를 들었다. 세상에 "전형적인 당뇨병 증상입니다."라고 하는 것이 아닌가?

의사는 먹는 약을 처방해 줄 뿐 별다른 말은 하지 않았다. 식사 주의 같은 것이 따로 없었지만 나는 예전에 교육받은 '칼로리 낮은 일식'을 먹으면 될 것이라고 허술하게 생각했다.

처방받은 약을 잘 챙겨 먹어도 당뇨병은 전혀 개선되지 않았고 심지어 한 달 후 진료에서 인슐린을 맞아야 한다는 진단을 받았다. 영양 지도 역시 받았는데, "전통 일식이 좋다.", "간은 싱겁게!", "칼로리를 낮추세요!" 등 임신병 당뇨병 이후 지금껏 내가 실천해 온 것과 그 방식이 크게 다르지 않았다. 나는 심한 모순을 느꼈다.

인슐린을 맞으면서 한 달 만에 10kg이 늘고 또 5kg이 더 늘어나면서 어느새 경도 비만으로 변신했다. 여러 다이어트를 시도해 봤지만 살이 전혀 빠지지 않았다. 발버둥치는 생활이 여러 해 이어졌다.

그러던 어느 날 서점에서 에베 코지 선생님의 당질 제한 책을 발견했다. 다 읽고 났을 때는 머릿속이 환해졌다. 나는 즉시 당질 제한을 시작했다. 시행착오를 겪었지만 포기하지 않았다.

한 번은 간호사에게 당질 제한에 대해서 아느냐고 물어보았다가 그런 위험한 방법은 시도하지 않는 게 좋다는 꾸지람만 들었다. 나는 그 후로 당질 제한을 숨기면서 혈당과의 싸움을 이어 나갔다. 나는 페이스북의 당질 제한 그룹에 가입했다. 거기서 무네타 선생님의 글을 읽고 당질 제한에 대해 큰 용기를 얻었다. 돌아보면 임신성 당뇨병을 알게 되었을 때 당질 제한을 시작했더라면 재발도 하지 않았을지도 모른다고 생각한다. 만약 임신성 당뇨병인 임산부가 이 글을 읽고 있다면 나처럼 상태가 심각해지기 전에 당질 제한을 시도해 보길 권한다.

칼럼 4
당질 제한으로 합병증이 있는 2형 당뇨병을 개선시키다!

이바라키 현 히타치 시의 일본 제일 낫토 장인 키쿠치 케이지, 케이코 부부가 우리 클리닉을 방문했다. 키쿠치 씨와는 페이스북에서 만난 사이로, 그는 중증 당뇨병으로 합병증까지 있었는데 식사만으로 매우 좋아진 케이스다. 그는 농림대신 상을 여러 차례 수상한 뛰어난 낫토 장인인데, 20년 전에 당뇨병이 진단되어 약 중심의 치료를 해 왔다. 4년 전 대지진 이후 여러 가지 사정으로 병원에 다니지 못하고 약도 먹을 수 없는 상태가 이어지다 2015년 2월 걸을 수조차 없게 되어 우리 병원을 찾았다.

진료 전 혈압은 240mmHg를 넘었고, 혈당은 260mg/dL 이상, 당화혈색소도 12.8%로 표준의 배 이상이어서 그 자리에서 긴급 입원을 권했다. 당뇨병에 의한 만성동맥류폐쇄증으로 진단되어 그는 세 차례에 걸쳐 카테터 시술(심도자 시술, 심장에 카데터를 넣어서 혈관을 관찰하고 치료하는 시술)과 풍선 시술을 하면서 스텐트 두 개를 삽입했다. 이후에도 심장을 비롯한 두 차례의 수술이 필요한 상태였으며, 안저 출혈이 있어 레이저 수술도 필요했다. 그 즈음 부인이 '당질 제한식'을 알게 되면서 남편에게 권했고, 그 후부터 나와 페이스북을 통해 소통하기 시작했다. 내가 아사히 내과 클리닉의 아라이 케이스케 선생을 소개하자 키쿠치 씨는 곧바로 진료를 받았다.

현재 그는 당화혈색소가 6.0%가 되었고 안저 출혈도 회복되었다. 밥 대신 낫토를 먹었을 뿐인데 반년 만에 당뇨병이 훌륭하게 개선되었다. 키쿠치 씨는 "당질 제한을 시작한 지 불과 5개월 만에 당뇨병이 많이 개선되었다. 의료는 나날이 발전한다고 하지만 많은 의료 기관이 이를 받아들이지 못하는 것이 안타깝다. 의료 업계의 틀에 얽매이지 말고 환자의 이익을 생각해서 치료를 모색했으면 한다. 나는 앞으로도 당질 제한을 계속할 생각이다."라고 말했다.

part 08
케톤체가 만드는 미래

케톤체로 살아가는 것은 당뇨병이니 대사 증후군, 알츠하이머, 암 등을 막고 120세까지 건강하게 살아가는 적극적인 생활방식이다.

01
케톤체가 치매, 암을 치료하다

지금껏 악당 취급을 받아 온 케톤체가 제대로 된 평가를 받기 시작하면서 케톤체를 적극적으로 이용해서 살아가는 방법이 주목받고 있다. 케톤체는 당질 제한이나 MEC식으로 상승하지만 지방을 적극적으로 섭취해도 된다. 그중에서 가장 빠르게 케톤체로 바뀌는 지방은 '중쇄지방산'으로, 중쇄지방산이 풍부한 식품을 적극적으로 섭취하는 방법도 있다.

케톤체를 쓰는 생활을 '케토제닉 생활'이라고 말한다. 케톤체를 메인으로 살아가는 것이야말로 건강과 장수로 가는 길이다.

제3의 당뇨병, 알츠하이머

미국의 메리 T. 뉴포트라는 한 의사는 50대 초반에 남편이 알츠하이머에 걸리자 중쇄지방산을 섭취하여 병의 진행을 중단시키고 증상도 극적으로 개선하는 효과를 거둔다. 뉴포트는 코코넛오일에 중쇄지방산이 풍부하다는 사실을 깨닫고 남편에게 코코넛오일을 섭취하게 하였다. 현재 코코넛오일을 적용해 증상이 개선된 환자의 가족들이 그녀에게 수천 통에 이르는 감사 편지를 보내고 있다고 한다.

알츠하이머의 특징 중 하나는 뇌에 인슐린이 결핍되고 인슐린 저항성이 생긴다는 데 있다. 그래서 알츠하이머를 '제3의 당뇨병'으로 부른다. 인슐린이 작용하지 않으면 신경세포는 글루코스(포도당)를 쓸 수 없기 때문에 신경 변성이 일어나고 기억장애 등의 신경 증상이 생긴다.

뇌는 케톤체를 에너지원으로 사용할 수 있다. 따라서 알츠하이머가 발병하고 포도당을 쓸 수 없는 상황에 빠져도 케톤체가 공급되면 신경세포는 그 활성을 지켜 낸다. 실제로 알츠하이머 환자에게 코코넛오일을 먹이고 케톤체를 측정하면 그 수치가 상승한 것을 확인할 수 있다. 코코넛오일을 섭취하면 안정된 케톤체 농도가 유지된다. 케톤체는 포도당을 대체하는 에너지원일 뿐 아니라 우수한 뇌 에너지원이라는 사실이 계속해서 밝혀지는 중이다.

어째서 코코넛오일이 효과가 있을까?

코코넛오일은 탄소수 12개의 중쇄지방산인 '라우린산'을 주성분으로 한다. 중쇄지방산은 장쇄지방산과 달리 소장에서 문맥을 경유해 직접 간으로 들어간 후 대사되어 케톤체가 된다. 장쇄지방산과 비교하면 약 다섯 배 빠르게 분해되어 에너지가 된다.

식사요법만으로 혈청 케톤체를 올릴 때는 당질을 먹지 않아야 하지만 에스테르형(지방산과 결합된 형태)으로 섭취하면 지방만으로도 혈중 케톤체 농도를 올릴 수 있다.

최근 알츠하이머에 코코넛오일을 비롯한 케톤체를 이용하는 치료가 시작되었다. 1920년 간질 발작 치료에 '케톤식'이라는 고지방식이 사용되었지만, 간질에 효과적인 약제가 개발되면서 완전히 사라졌다가 1994년 약제가 듣지 않는 중증 간질 치료에 케톤식 효과가 보고되면서 다시금 중요한 치료법으로 주목받게 되었다.

2014년 일본 병태생리학회에서 태아의 케톤체가 고농도임을 발표할 때 같은 섹션에서 여러 연사가 케톤식을 이용한 소아 중증 간질 치료의 효과에 대해 발표했다. 간질 치료의 케톤 목표치는 4000μmol/L 정도로 정하고 있는데, 다른 쪽에서는 '케톤체는 무서운 것'으로 말한다. 이런 의사를 보면 무식하다고 생각할 수밖에 없다.

케톤체는 뇌신경에 매우 친화적이고 귀중한 에너지원이다. 특히 지금과 같은 당질 과다가 없던 옛날에는 케톤체가 뇌의 '중요 에너지원'이었다. 적극적으로 케톤체를 쓰는 생활방식은 뇌신경의 노화 방지 및 활성화에 도움이 될 것이다.

케톤체가 암을 치료하다

여기서는 긴자도쿄클리닉의 후쿠다 카즈노리의 연구를 참고 삼아 간단히 소개하겠다.

　인체의 정상 세포는 산소를 써서 에너지를 생성한다. 이와 달리 암세포는 혐기성 해당계(무산소 호흡, 산소를 사용하지 않고 에너지를 생성)가 항진되고, 미토콘드리아에서 일어나는 산소를 이용한 에너지 대사(미토콘드리아의 산화적 인산화)를 하지 못한다. 두 대사의 효율을 비교하면, 1개의 글루코스(포도당)로부터 혐기성 해당계는 2분자의 ATP밖에 생산하지 못하지만, 산소를 사용하는 산화적 인산화(유산소 호흡)는 36분자의 ATP를 생산할 수 있다. 따라서 미토콘드리아에서 산소를 이용해 효율적으로 에너지를 생산하는 쪽이 세포의 증식에도 도움이 될 텐데 왜 암세포는 산화적 인산화에 따른 에너지 생산을 하지 못할까 하는 것이 오랫동안의 수수께끼였다.

　암세포에서 일어나는 혐기성 해당계 항진을 1920년대에 독일의 오토 와버그 박사가 발견하여 '와버그 효과'라고 부른다. 그 원인은 오랫동안 밝혀지지 않았지만, 최근의 연구에서 글루코스 성질이 암세포 증식의 열쇠를 쥐고 있는 것으로 나타났다.

　암세포는 에너지 생산을 혐기성 해당에 의존하기 때문에 정상 세포의 수십 배나 되는 글루코스(포도당)를 필요로 한다. 또 혐기성 해당의 산물로 대량의 젖산을 생성하는데, 이것이 암세포의 증식이나 전이를 촉진하는 데 관여한다는 설도 있다.

　"단것은 암의 영양이 된다."고 알려져 있듯이 실제로 글루코스, 즉 설탕이 많은 과자 등을 많이 섭취하면 암세포의 증식이나 전이를 촉진한다. 따라서 설탕을 많이 든 식품 섭취를 적게 하는 것만으로도 암세포의 증식을 억제하는 효과를 기대할 수 있다.

사실 암의 전이를 알아보는 PET 검사는 '포도당을 대량으로 필요'로 하는 성질을 이용한 검사다. 불소의 동위원소로 표지자를 붙인 포도당을 주사하고, 이 약제가 암 조직에 고농도로 모이는 성질을 이용해서 전이 위치나 퍼진 정도를 알아내는 것이다.

혐기성 대사와 포도당의 존재가 암세포의 생명선이기 때문에 암세포가 포도당을 이용할 수 없으면 정상 세포를 파괴하지 않고 암세포만 소멸시킬 수 있다고 본다.

— 「대량의 포도당을 필요로 하는 암세포」

암세포의 성질을 이용해 당분을 줄이고 중쇄지방산 트리글리세라이드를 충분히 섭취하는 '중쇄지방 케톤식'이 실시되고 있다. 포도당을 주지 않고 암세포의 병량 창고를 공격하는 것이다. 케톤식을 통해 말기 암이 치료된 사례가 이미 있어 왔기 때문에 앞으로의 발전이 기대된다. 이는 지금 사용되고 있는 많은 항암제와 비교하면 부작용이 없다는 점이 매우 매력적이다. 혈액 중의 케톤체 농도가 높을수록 암세포의 증식을 억제하는 효과가 있는 것으로 보고되고 있다.

하타이 클리닉의 니시와키 슌지 선생님은 그의 저서 『암이 사라진다(ガンが消える)』에서 초고농도 비타민 C 정맥주사를 조합하는 방법으로 전신으로 암이 전이되어 3개월 시한부 선고를 받은 환자의 암을 없앴다. 특

히 결장암, 방광암, 신장암, 유방암 환자에서 유사한 효과를 보였다.

다마남부지역병원의 후루카와 겐지 선생님 역시 '초고농도 비타민 C 정맥요법'을 조합하고 있다. 암세포가 가장 좋아하는 것은 포도당이다. 비타민 C는 분자 구조가 포도당과 비슷해서 암이 착각하고 받아들인다. 비타민 C가 암세포 안에 침투하면 과산화수소라는 활성산소를 발생시켜 암세포를 물리친다.

문제는 비타민 C가 체내에서 4시간밖에 머무르지 않는다는 것이다. 그렇지만 만약 식사에서 당질을 없애면 어떻게 될까? 암세포는 당질(포도당)이 없으니 비타민 C를 평소보다 적극적으로 받아들이려 할 것이다. 즉 비약적인 효과를 기대할 수 있는 것이다. 덧붙여 이 경우의 당질 제한은 1일 15g 이하로 한다. 이 수치는 간질 치료법으로 개발된 것으로 '슈퍼 케토제닉(케톤식)'이라고 부른다. 후루카와 선생님은 여기에 독자적인 연구를 거듭하여 이틀 만에 케토제닉 상태가 되도록 하는 암 환자식 메뉴를 개발 중에 있다. 체력이 쇠한 암 환자를 대상으로 단백질 3할, 지방 7할로 구성되었으며 지방은 코코넛오일과 아마씨유가 많은 부분을 차지하는 게 특징이다.

케토제닉 상태가 되어 케톤체가 서서히 나오게 되면 몸의 면역력 상승도 기대할 수 있다.

— 「암세포가 이용할 수 없는 케톤체」

어떤가? 당질 과다 생활의 반대쪽에 있는 '케토제닉 생활'은 당뇨병이나 비만, 대사 증후군에 그치지 않고 아토피나 알레르기 질환, 치주병, 치매, 노화 등을 해결하는 등 그 효과가 다방면에 걸쳐 보고되고 있다.

인간의 모든 역사를 통틀어 지금처럼 정제된 당질을 섭취했던 적이 없었다. 쉽게 구할 수 있는 설탕 첨가 음료와 다채로운 과자류, 무엇보다 주식으로 삼는 쌀이나 빵, 파스타는 당질 범벅이고 함께 먹는 감자나 뿌리채소 역시 당질 퍼레이드다. 싸게 얻을 수 있는 원재료로 대량 생산이 가능하고 입에 넣으면 중독성을 부추겨 재구매를 유도하기 쉽다.

항상 걸어 다니고 외부 기온에 좌지우지되던 시대에는 대사 에너지가 많이 사용되지만 지금은 차나 전차로 이동하고 쾌적한 에어컨에 의지하는 생활을 누리고 있다. 넘치는 당질 때문에 신음하고 있는 몸의 조용한 외침에 귀 기울여야 할 때다.

케톤체의 경제 효과

케토제닉한 생활방식은 더 좋은 미래를 불러온다. 당뇨병이 인슐린이나 약이 아닌 식사로 나을 수 있다는 것은 위대한 의료 혁명을 의미하기 때문이다. 예를 들어 약을 쓰지 않고 당뇨병이 나으면 의료비가 절약된다. 현재 일본의 의료비는 연간 40조 엔이나 된다. 이 중에서 약제비가 점하는 비율은 10조 엔 정도. 당질 제한을 하면 투석이나 인슐린 등의 당뇨병을 비롯한 대사 증후군, 고혈압, 지방간까지 약제비를 절약할 수 있다. 투석에는 연간 2조 엔의 비용이 든다. 당질 제한은 알츠하이머나 치매, 암 치료에 효과를 기대할 수

만성 투석 환자 수의 변화

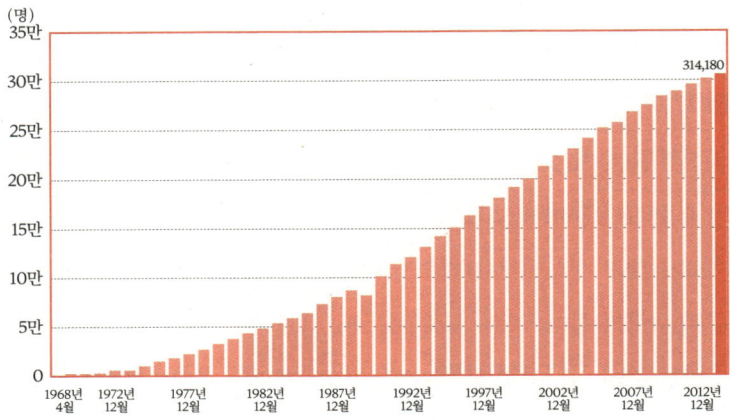

출처: 일본 투석의학회 통계자료

원인별 투석 환자의 비율 변화

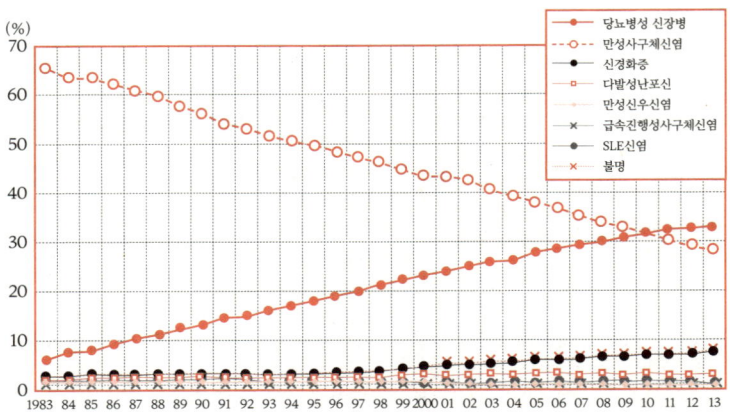

* 신염을 원인으로 하는 투석 환자의 비율은 감소하는데, 당뇨병을 원인으로 하는 환자의 비율은 상승을 이어가고 있다. 이는 현재의 당뇨병 치료법이 적절하지 않다는 증거다.
출처: 일본 투석의학회 통계 자료

있기 때문에 5~10조 엔 정도의 절약 효과가 있을 것으로 예상된다.

이렇듯 식사로 많은 질환이 낫는다면 줄어든 예산은 산모와 아이의 보건에 사용되면 좋겠다.(나는 산부인과의사이기 때문에 더욱 그렇게 생각한다.) 일본은 외관은 풍족한 것처럼 보여도 그 속을 들여다보면 여유 없는 생활을 하는 모자(母子)들이 많다. 경제·사회 문제 등으로 아이를 낳지 않는 사람도 늘고 있다. 반대로 선진국에서 유일하게 아이가 많이 태어나는 국가인 프랑스는 모자 수당이 충실해서 결혼하지 않은 여성도 안심하고 아기를 낳을 수 있다. 아기가 많이 태어나는 나라는 미래도 밝다. 부적절한 치료를 해서 질병을 악화시키고 의료비를 헛되이 쓰기보다 적절한 식사로 질병을 치료하고 그 비용으로 새 생명을 길러 내도록 보조하는 방향이 국가나 개인 모두에게 좋은 일일 것이다.

02
'케토제닉'한 의사들, '케토제닉'의 달인들

이제부터 소개할 다양한 그룹은 매일 아침 소변으로 케톤체를 검사하며 살아가는 사람들의 이야기다. 케톤체 중에 소변스틱으로 측정되는 것은 '아세토아세트산'이다. 간이식 '프레시전엑시드'를 써서 재는 방법은 '베타히드록시부티르산'이다. 소변스틱은 약국에서 쉽게 구매할 수 있어 케톤체 검사에 용이하다. 케톤체가 나오면 '기아 상태가 되었다!'거나 '위험하다!'며 난리를 치는 의사나 영양사가 여전히 많지만, 케톤체 엔진으로 건강하게 살고 있는 사람들 역시 많다는 것을 주목할 필요가 있다.

케톤체 엔진으로 살아가기

케톤체로 살아가는 것은 당뇨병이나 대사 증후군, 알츠하이머, 암 등을 막고 120세까지 건강하게 살아갈 수 있는 적극적이고 건강한 생활방식이다. 지금부터 케톤체를 적극적으로 활용하는 세 그룹을 소개한다.

① 케토제닉한 생활방식을 지향하는 그룹

케톤체를 에너지원으로 삼아 살아가는 것을 케토제닉한 생활방식이라고 한다. 이 방법은 준텐도 대학의 시라사와 타쿠지, 나구모 클리닉의 나구모 요시노리, 일본 기능성의학연구소의 사이토우 료우조우를 중심으로 하는 '케토제닉 다이어트 그룹'이 제시한 방법이다.

케토제닉한 생활방식은 적극적으로 케톤체를 취하고 지방을 태우고 그것을 에너지원으로 만드는 것이다. 고기를 먹어서 지방을 태우기 쉽게 만드는 것 역시 좋은 방법이다.

사이토우 료우조우에 따르면 케토제닉한 생활방식을 유지하는 방법에는 다음과 같은 것이 있다.

- 칼로리 계산은 하지 않는다.
- 당질(탄수화물)을 먹지 않는다.
- 단백질을 하루 60g만 먹는다.
- 채소로 섬유질과 미네랄(마그네슘이나 아연)을 먹는다.
- 코코넛오일을 하루 1~2 숟갈 먹는다.

케토제닉 다이어트 그룹은 케토제닉에 대해 많은 공부를 하는 그룹으로, 케토제닉 연구회 등 정기적인 강습회 등을 하면서 케톤체

관리의 달인을 많이 배출하고 있다.

② 심플한 케토제닉을 권장하는 MEC식

코쿠라 클리닉의 와타나베 히로유키가 권장하는 MEC식은 자신이 진료 경험을 바탕으로 만들어 낸 방법으로 고기, 달걀, 치즈를 적극적으로 먹도록 권장한다. 세 가지 식재료는 단백질뿐만 아니라 지방과 미네랄, 비타민도 풍부하게 들어 있다. MEC식은 무엇보다 오래도록 잘 씹어 먹도록 권장한다. MEC식의 하루 섭취 목표는 다음과 같다.

- 고기 200g (돼지, 닭, 소, 생선 모두 좋다.)
- 달걀 3개 (6개도 좋다.)
- 치즈 120g (6개)

이 음식들을 먹고 한 번에 30회 정도 씹어야 한다. 주식이나 당질은 삼가는 쪽이 좋지만 이것들 외에 다른 식품을 먹는 것은 자유다. 이와 같은 간단한 방식은 어르신도 이해하기 쉽고, 산모에게 추천하기도 쉬워서 우리 클리닉에서도 적극적으로 권장하고 있다. MEC 그룹은 전국에서 활발한 오프라인 모임을 개최하고 있다.

③ 에베 코지의 당질 제한 식사법

이 책에서 여러 차례 언급 했던 교토 다카오 병원의 에베 코지는 세 종류의 당질 제한 식사법을 고안했다. 3식 모두 당질을 제한하는 슈퍼 당질 제한식과 2식을 당질 제한하고 1식은 주식을 하는 스탠다드 당질 제한식, 3식 중 1식만 당질 제한을 하는 쁘띠 당질 제한식이 그것이다.

슈퍼 당질 제한식은 당뇨병, 다이어트에 효과가 있고, 스탠다드 당질 제한식은 당뇨병이나 다이어트에 '칼로리 제한'보다 나은 효과가 있으며, 쁘띠 당질 제한식은 가벼운 다이어트 효과가 기대되지만 당뇨병 개선에 해당하는 것은 아니다.

슈퍼와 스탠다드는 당질 제한을 하고 있는 사람들에게 가장 인기 있는 방법이다. 슈퍼 당질 제한이야말로 당뇨병 치료에 가장 효과적인 방법이다.

이런 그룹들의 공통점은 저당질, 고단백질 식사를 한다는 점이다. 이를 '로우 카보, 하이 프로틴'이라고 한다. 각각 강조하는 점이 조금씩 다르지만 당질을 제한하는 점에서 일치한다.

그밖에도 당질 제한과 고단백질식에서 부족한 영양소를 서플리먼트로 보급하는 '오소모레큐라 요법'이라는 식이요법이 있다. '단당식'을 권장하는 효고 현 무우코우 클리닉의 아라키 유타카, '당질 제로'를 권장하는 카마이케 토요아키, 케톤식을 암 치료에 권하는 긴자 도쿄 클리닉의 후쿠다 카즈노리, 저인슐린 생활을 권하는 코리야마시 아사히 내과 클리닉의 아라이 케이스케 등 많은 의사들이 활약 중에 있다.

모든 치료의 베이스는 '당질을 낮추는 것', '저인슐린을 유지하는 것', '케톤체 엔진을 사용하는 것'이며 이것으로 많은 환자를 구하고 있다.

  많은 환자들 역시 스스로 블로그를 쓰거나 게시판에 투고하는 방식 등으로 당질 제한에 대한 다양한 의견 교환을 하며 지식을 얻고 있다.

03
온라인상의 뜨거운 케토제닉

온라인상의 사람들은 의학계보다 발 빠르게 움직인다. 페이스북을 비롯한 블로그, 카페 등에서 서로 정보를 교환하고 응원하면서 케토제닉한 삶을 지향한다. 이들을 이끄는 원동력은 바로 눈으로 보이는 신체와 건강의 변화다.

페이스북을 이용한 다양한 당질 그룹 탄생

'적극적이고 자발적인 MEC식 그룹'은 회원 수가 4000명 정도로 의사, 침구사, 영양 관리사, 간호사, 조산사 등 의료 관계자부터 식품, 요리 분야 전문가, 트레이너, 당뇨병, 비만 등으로 고민하는 환자에 이르기까지 실로 다양하고 다재다능한 사람들이 모여 있다.

사람들은 각자의 목표를 가지고 참여하고 소통하고 실천하면서 당질 제한이나 MEC 식이요법을 자기 것으로 만들어 건강한 몸을 회복하기 위해 다양한 노력을 기울이고 있다.

키타큐슈 '미시마 학원'의 미시마 마나부 씨는 자신이 경영하는 학원의 원생들에게 당질 제한 식사를 제공하며 수험생을 지도했다. 미시마 씨는 '아이와 당질 제한'이라는 그룹을 개설해 식사와 공부를 테마로 사람들과 교류하고 있다. 미시마 씨는 2형 당뇨병에 의한 중증 신장병증으로 고생하다 당질 제한을 하고 난 뒤 회복해서 지금은 매우 건강하게 생활하고 있다. 한창 자라나는 아이들이 당질 제한을 하면 집중력이 높아지고 성적이 점점 좋아진다는 것을 실감하고 실천해 나가는 중이다.

'케토제닉 라이프'라는 그룹은 최근 시작된, 케톤체를 메인으로 살아가는 사람들의 그룹이다. 관리인인 아베 미사토 씨는 케톤 수치가 평균 5000μmol/L인 운동가다.

나 역시 '임신과 당질 제한&MEC식'이라는 그룹을 만들어 임신성 당뇨병을 극복한 산모들과 의견을 교환하고 있다. 현재는 의사나 간호사, 영양사 등 각각의 직종마다 그룹이 마련되어 있어 전문적인 의견 교환이 진행되고 있으며 때때로 오프라인 모임을 가지면서 교류하는 중이다.

당질 제한과 관련한 인기 블로그와 홈페이지

블로그 중에는 뭐니 뭐니 해도 에베 코지의 '닥터 에베의 당뇨병 일기'를 꼽지 않을 수 없다. 당질 제한의 세계에 발을 들인 사람이라면 누구나 한 번쯤 신세를 질 수밖에 없는 인기 블로그다.

매일 1만 5000명이 넘는 사람들이 방문하고 있는 이 블로그는 당질 제한 보급의 선두에서 견인차 역할을 톡톡히 하고 있다. 질문 코멘트에 신속하게 답변해 주는 에베의 진지한 자세가 인기 원인의 하나일 것이다.

에베 선생의 블로그에서 소개받고 우리 병원을 방문해 무사히 출산을 마친 당뇨병 산모들이 많다.

어떤 의사도 매일 1만 5000명의 환자를 상대하는 경우는 없을 것이라 생각한다. 지금까지의 발언을 모두 정리해 놓았기 때문에 에베 코지의 블로그는 언제라도 찾아볼 수 있는 당질 제한에 관한 지식 백과사전이 되었다.

『탄수화물이 인류를 멸망시킨다』를 통해 당질 제한 붐을 더욱 달아오르게 만든 나쓰이 마코토는 전문 분야인 '상처 습윤 치료'를 주제로 한 '새로운 창상 치료'라는 홈페이지를 운영하고 있다. 이곳에서 당질 제한에 대한 의견 교류나 다방면에 걸린 고찰을 전개하고, 전국의 당질 제한 레스토랑이나 의료기관을 소개하기도 하며, '돼지껍데기를 먹는 모임'을 개최하는 등 다양한 소통 방법을 시도하면서 인기 있는 사이트가 되었다.

당질 제한 시작하기

당질 제한에 비판적인 사람의 경우 보통 '실제로 당질 제한을 해본 적이 없는 사람'이 대부분이다. 당질 제한을 시작한 경우 방법만 잘못되지 않는다면 계속 지속하려는 경향이 있기 때문이다. 우리 병원에서 진료받는 많은 당뇨병 환자들이 매우 좋아졌고 이런 뛰어난 효과를 이전에는 본 적이 없다는 점에서 공통점을 지닌다. 지금까지의 당뇨병 치료 방식을 납득하지 못했거나 의구심을 가지던 사람들이 특히 좋아하는 편이다. 잘못된 치료 방법의 대부분은 '당질 제한'과 '칼로리 제한'을 함께하는 것이다. 쌀을 끊고, 빵을 끊는 것까지는 좋지만 고기나 지방까지 적극적으로 먹지 않으면 칼로리까지 제한하게 되어 무엇보다도 중요한 필수 영양소가 부족해진다.

당질 제한이라는 개념과 함께 중요한 것은 '고기, 달걀, 치즈'에 무게를 두고 먹어야 한다는 것이다. 즉 MEC식 이론이 중요하다. 당질을 먹지 않으면서 단백질과 지방을 많이 먹어야 한다.

물론 전 세계에 걸친 모든 인구가 당질 제한과 케톤식을 해야 한다는 것은 아니다. 곡물이나 당질이 오늘날의 인류를 지탱해 왔음을 부정할 수는 없다. 나는 무엇보다 당뇨병 환자, 비만, 생활습관병으로 고민하는 사람, 암 등으로 치료가 잘 되지 않는 사람, 현 건강 상태에 의문을 품고 있는 사람에게 케토제닉한 생활을 시작해 볼 것을 권한다. 지금 상태에 별다른 문제를 느끼지 않는 사람은 원래대로 지내면 된다. 당뇨병이나 다이어트로 고민 중이거나 당질 제한에 흥미를 가지고 있는 사람이 가장 쉽게 당질 제한에 접근하는 방법은 페이스북에서 당질 제한이나 고지방저탄수화물 그룹에 들어가 보는 것이다. 그곳에 많은 동료가 있고 '기본이 되는 교과서(서적)'도 게시되어 있다. 에베 코지를 비롯한 당질 제한을 권장하는 의사의 블로그를 찾아가 보는 방법도 있고, 서적으로 독학할 수도 있다. 당질 제한을 권장하는 의료기관도 조금씩 늘어나는 추세다.

　당뇨병과 관련한 '타마고 짱'과 '주부 미사코 상'의 당질 제한 블로그도 도움이 된다. '타마고 짱'은 1형 당뇨병에 걸렸지만 인슐린을 사용하지 않고 MEC식만으로 양호하게 관리 중이며, '주부 미사코 씨'는 당화혈색소 15%대에서 케톤산증이 발병된 중증 2형 당뇨병 환자였다가 당질 제한으로 약을 쓰지 않고 당화혈색소 5%대로 양호한 혈당 관리를 하고 있는 중이다. 가장 중요한 점은, 현재 통원 중이거나 약을 먹고 있는 경우 스스로의 판단으로 약을 끊고 당질 제한을 시작하지 않아야 한다는 점이다. 이제는 당질 제한을 받아들이는 의료기관이 많이 있으니 의료기관에서 진료를 받으면서 당질 제한을 시작할 것을 권장한다.

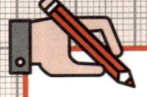

칼럼 5

뛰어난 케톤 모녀의 쾌적한 생활

아베 미사토, 33세, 케톤 수치 7400μmol/L!
첫째 딸, 11세, 케톤 수치 800μmol/L!
둘째 딸, 4세, 지능 매우 정상!

아베 미사토 씨는 12년 전 첫째 딸을 임신하면서 임신성 당뇨병이 되었다. 의사가 말하는 대로 칼로리를 제한해서 고당질, 저지방 병원식(1200kcal)을 하며 인슐린을 맞았더니 체중이 42kg에서 무려 80kg가 되었다. 미사토 씨는 지금도 대학병원에서 들었던 영양사의 말을 잊을 수 없다고 한다.
"인슐린을 주사할 경우 음식은 크게 신경 쓰지 않아도 좋아요. 많이 먹더라도 주사 단위를 올리면 문제없어요! 저혈당이 일어나면 포도당을 가져와서……."
미사토 씨는 당시만 해도 그저 인슐린은 대단한 것이라고 생각했다. 그러나 지금은 그 말이 정말 터무니없다고 생각한다. 그녀는 결국 제왕절개를 했다.
산후에 그녀는 원인 불명의 컨디션 악화로 당질 제한을 시작하게 되었다. 그전에 다양한 건강법을 시험해 봤지만 컨디션이 더 나빠질 뿐이었고 그때 처음 당질 제한을 알게 되어 몸이 회복되었다. 결국 그녀의 몸을 지탱해 준 것은 케톤체다.
내과에 가서 당질 제한 이야기를 꺼내면 의사는 난리를 치며 "그런 식생활은 하지 마세요."라고 이야기한다. 하지만 그녀는 조금도 흔들리지 않고 케톤체로 살아가는 중이다. 이것은 그녀뿐만 아니라 그녀의 아이들도 마찬가지다.
그녀의 첫째 딸은 11세로, 원인 불명의 두통이나 기분 변화로 자주 양호실에 가곤 했다. 정서 불안정으로 아무렇지 않게 타인에게 상처를 주었고, 몸에 아토피 형태의 습진이 생겨 가려워했다. 고민 끝에 첫째 딸에게 당질을 뺀 식사를 주었더니 차츰 몸 상태나 안색도 좋아지고 무엇보다도 온화해졌다.

첫째 딸의 케톤은 평균 500~800µmol/L 정도다. 당질을 먹지 않으면서 성장에도 가속이 붙었다. 둘째 딸은 4세로, 그 나이 또래 아이에 비해 난폭한 편이라 항상 날카로운 소리를 질러댔다. 첫째와 마찬가지로 당질을 먹지 않는 식사로 바꾸고 나서 경과를 관찰했더니 소리를 지르지 않을 뿐만 아니라 난폭한 성격 역시 사라졌다. 이제는 미사토 씨도 그녀의 아이들도 쉽게 질병에 걸리지 않는다고 한다.

미사토 씨와 그녀의 아이들을 통해 성인부터 아이까지 케톤체를 주에너지로 쓰는 것은 잘못된 방법이 아님을 알 수 있다. 그녀는 육아로 지칠 일도 없고, 언제나 온화하게 아이들의 성장을 지켜볼 수 있게 되어 만족한다고 말한다.

부모가 바뀌면 아이들도 바뀐다. 케톤 체질 아이들의 신체 능력은 끝도 없다. 그녀의 아이들은 겨울 스포츠를 즐기는데, 둘째 딸은 3세에 스스로 스노우보드를 타기 시작했다. 지능에 있어서도 3세에 히라가나를 마스터하고, 4세인 지금은 그림책을 술술 읽고, 가타카나도 마스터하였으며, 숫자도 100까지 센다고 한다. 미사토 씨는 케톤체가 아이의 지능 저하를 일으킨다고 말하는 논문은 분명 어딘가 잘못 연구된 게 분명한 것 같다고 말한다.

맺음말

케톤체는 절대적으로 안전하다

이 책에 실로 많은 내용을 적었다. 모두 독자 여러분께 전달하고 싶은 내용뿐이다. 마지막으로 다시 한 번 핵심 내용을 정리한다.

- 당질이 혈당을 올린다.
- 칼로리와 혈당은 아무런 관계가 없다.
- '식품 성분표'에는 혈당을 올리는 '당질'이라는 항목이 없다.
- '식품 교환표'에는 탄수화물 50~60%를 고정 비율로 권장한다.
- 날씬해지고 싶으면 '지방'을 먹어야 한다. 이것이 바로 진실이다.
- 융모, 태반에는 고농도의 케톤체가 존재한다.
- 태아는 케톤체로 살고 있다.
- 신생아 역시 케톤체로 살고 있다.
- 임신 중 콜레스테롤이나 중성지방이 높은 것은 모두 태아를 위해서다.
- 임신성 당뇨병은 태아가 '단백질과 지방'을 요구하는, '당질이 불필요'한 상태다.
- 당질 제한으로 임신성 당뇨병을 비롯한 1형, 2형 당뇨병까지 관리할 수 있다.

- 케톤체에는 독성이 없다.
- 케톤체로 살아가는 것이야말로 장수, 건강의 지름길이다.
- 당뇨병 케톤산증은 당뇨병성 산증이다.
- 인간은 육식에 따른 뇌의 거대화가 시작되면서 멸종을 면했다.
- 케톤체를 이용한 '케토제닉 생활방식'이 인기를 끌면서 SNS상에서 퍼져 나가고 있다.
- 미국 당뇨병학회는 이미 당질 제한식을 당뇨병 치료의 선택지로 인정했다.
  (미국 당뇨병학회는 2013년의 가이드라인 개정에서 최적의 3대 영양소 비율이 확립되지 않았음을 명시했다. 그리고 이전의 '하루 당질 130g이 평균적인 최소 필요량'이라는 문구를 삭제하고 새롭게 당질 제한식을 당뇨병 치료의 선택지로 인정했다. 그 기초위원 중 한 사람인 듀크 대학의 윌리엄 얀시 교수는 당질 제한식에 관한 임상 연구에서 "케톤식으로 건강 관련인자는 개선된다. 이후 당질 제한에 대해 더욱 적극적으로 연구해 치료 선택지로 고려할 필요가 있다."라고 썼다. 당뇨병, 비만 치료에 당질 제한을 도입한 같은 대학의 생활습관 클리닉 에릭 웨스트맨 교수(미국 비만학회 명예회장)는 당질을 하루에 20g 미만으로 제한하는 케톤식을 실천하면서 인슐린을 사용하지 않게 된 당뇨병 환자 다수를 보고했다.)

미국뿐 아니라 영국, 스웨덴을 비롯한 여러 나라에서 이미 당질 제한을 당뇨병 치료 등의 선택지 중의 하나로 받아들여 성과를 올리고 있다. 이와 달리 일본 당뇨병학회는 당질 제한을 현 시점에서도 권하지 않는다. 이유는 장기적인 식사요법으로 지속성이나 안전성 등을 담보하는 증거가 부족하다는 것, 그리고 케톤체가 위험하다는 이유 때문이다.

'케톤체가 건강을 지켜준다는 사실'에 대한 장기적인 근거가 없다는 것은 일본 당뇨병학회가 추천하는 '칼로리 제한식' 역시 마찬가지다. 근거도 없는 식사법일 뿐더러 결과도 긍정적으로 나오지 않는 '칼로리 제한식'만 추천되는 것도 이상한 방법이라고 할 수 있다. 이에 비해 당질 제한식은 100명 중 100명 모두 긍정적인 결과를 낸다.

많은 환자들이 칼로리 제한식과 약물요법으로 좋은 결과가 나오지 않아서 고생한다. 당뇨병이 원인인 투석 환자는 최근 25년간 매년 같은 비율로 증가했다.

많은 의사가 "투석을 하면 아무 것이나 먹을 수 있어요.", "심지어 단것도 괜찮습니다."라고 말한다. 이는 거짓말이다. 투석을 하면 당질을 줄여야 장수할 수 있다. 그러나 대개의 의사는 그런 사실을 말하지 않는다. 이런 슬픈 일 또 있을까?

이 책에서 주장해 온 '케톤체는 안전합니다'는 사실에 대해 의문을 품는 종합병원 의사가 있다면 부디 한 번만이라도 케톤체 측정기로 케톤 수치를 재 보면 좋겠다. 종합병원이라면 당연히 산부인과도 있을 것이다. 출산 시의 태반에서 혈액을 조금 닦아 내 전극을 태반 조직 안에 넣어 보면 $2000 \sim 3000 \mu mol/L$의 케톤체가 검출되는 것을 확인할 수 있을 것이다. 이것이 무엇을 의미하는지 생각해 본다면 케톤체가 위험하지 않다는 사실을 알 수 있다. 거기에서 모든 것이 시작된다.

아기가 케톤체로 살아간다는 사실과 단백질과 지방을 사용하며 자라왔다는 사실을 알게 되면 지금의 당뇨병 치료법이나 탄수화물 위주의 영양 섭취 기준 등이 모두 잘못된 것으로 보일 것이다.

일본에서는 1만 명 이상이 당질 제한을 하면서 케토제닉한 생활을 유지하고 있다. 케토제닉한 삶은 안전하고 효과가 있음을 깨닫고 실천하는 데 열중하는 중이다. 머지않아 많은 사람들이 케톤적인 생활을 맛보게 되기를 바란다. 의학계는 늑장을 부리지만 식품업계는 밀기울빵부터 시작해 당질 제한 음료나 아이스크림, 과자, 케이크에 이르기까지 다양한 상품을 출시하고 있다. 청주나 교자, 햄버거까지 만드는 추세다.

　마지막으로 산모의 위대함에 대해 말하고 싶다. 이 책에 용감한 산모의 체험담을 많이 소개한 이유도 그 때문이다. 산모들이야말로 커다란 힘을 지니고 있다. 새로운 생명을 잉태한 산모는 식사에 대해서 진지하게 생각한다. 여태껏 흐트러진 식생활을 하던 사람도 아기를 생각해서 먹는 것에 신경을 쓴다. 환자가 영양 교육을 열심히 들어줄 때는 임신을 했을 때뿐이라고 말할 수 있을 정도다. 이때야말로 아기를 위해 좋은 식사를 하고자 한다. 그러면 아기뿐 아니라 스스로의 몸을 지키는 길로 이어지고 그것은 남편이나 부모님을 지키는 길로 이어진다. 태어난 아이를 당질에 찌들지 않게 해 주고, 성장에 좋은 식사를 제공하는 길로 이어지며, 나아가서는 가족 모두를 생활습관 병으로부터 지키게 된다.

　1년에 100만 명의 산모가 100만 명의 아기를 낳는다. 임신성 당뇨병이나 고혈압으로 고민하는 산모가 좋은 식사를 알았을 때 절망은 희망으로 바뀐다. 아기는 케톤체로 살고 있다. 케톤체야말로 인류를 구한다.

나에게 매우 소중한 사실을 가르쳐 준 아기들과 산모들에게 감사와 성원을 보내고 싶다.

마지막으로 공동 연구자인 교토 다카오 병원의 에베 코지, 나가이 마더스 병원의 나가이 히로시, 마츠모토 모모요 영양 관리사, 그리고 우리 병원의 가와구치 에리 영양 관리사에게 감사를 전한다.

대담

질병으로부터 신체를 지키는 힘
― 무네타 테츠오 & 양준상

양준상(이하 양): 당질 제한 라이프를 유지하며 한국을 여러 차례 방문해 고기 요리를 드셨다고 하셨는데요. 고지방저탄수화물 식단에 어울리는 식당을 소개해 주시면 좋겠습니다.

무네타 테츠오(이하 무): 한국에는 고기를 이용한 요리가 많아서 제 입맛에도 잘 맞았습니다. 전골은 물론 삼계탕, 삼겹살, 순두부찌개, 간장게장, 설렁탕 등 밥만 넣지 않으면 맛있고 훌륭한 케톤식이 됩니다. 한국은 특히 당질 제한을 유지하기에 좋은 식당이 많은 편입니다.

양: 최근 한국에서도 당질 제한에 대해 관심을 가지기 시작했는데요. 그럼에도 '케톤체'라는 용어에 대해서는 생소하게 느끼는 분들도 많을 줄로 압니다. 책에도 이미 소개되고 있지만, 케톤체에 대해

서 간단하게 설명해 주시면 좋겠습니다.

무: 인간은 당질과 지방을 에너지원으로 쓸 수 있습니다. 당질을 쓰는 경우는 지방 에너지가 겉으로 드러나지 않습니다. 당질을 줄이면 지방을 연소하면서 케톤체가 사용됩니다. 지금껏 케톤체는 굶주리는 시기에 발생하는 에너지로, 주로 나쁜 것으로 알려져 왔지만 사실은 신체를 질병으로부터 지키는 힘을 가지고 있습니다. 케톤체 에너지는 지구력이 뛰어나고 효율적입니다. 다이어트는 물론 당뇨병이나 치매 등의 예방, 암세포가 이용하지 못하는 이점 등이 있어 주목받고 있습니다.

양: 일본은 당질 제한식을 시작한 지 오래되었고, 선생님께서도 10년 가까이 지속하고 계신 것으로 압니다. 그러나 한국은 이제 막 관심을 가지게 된 정도입니다. 케톤식을 시작했거나 이제 막 시작하려는 한국인들에게 도움이 될 만한 이야기가 있을까요?

무: 케톤체를 알고 이를 잘 이용하면 다이어트는 물론 당뇨병이나 치주 질환, 정신병, 아토피 피부염, 노화, 암의 예방과 치료에 도움이 됩니다.

양: 한국에서 고지방저탄수화물 식이를 실천하는 경우 선생님께서 책에서 언급해 주시기도 한, '균형 잡힌 식사'가 아니라는 점에서 주변 사람들로부터 공격을 받습니다. 이들을 위해 한 말씀 해 주실 수 있겠습니까?

무: 일본에서는 탄수화물 60%, 지방 20%, 단백질 20%의 식사를 균형 잡힌 식사라고 말합니다. 만일 정말로 균형이 잡혔다고 말한다면 각각을 33%로 하면 됩니다. 이 경우 당질이 줄기 때문에 건강에 도움이 됩니다. 나아가 케톤체가 나올 정도로 탄수화물 10%, 지방 50%, 단백질 40% 비율로 먹으면 많은 질병이 호전됩니다.

양: 한국에서 다이어트를 할 때 가장 먼저 의식하는 것이 '칼로리'입니다. 하지만 선생님께서는 칼로리 신화에서 벗어나야 한다고 말씀하셨는데요. 이에 대해 한 말씀 부탁드립니다.

무: 칼로리는 열량의 단위입니다. 몸 안에서 사용되는 에너지와는 직접적인 관계가 없습니다. 그 방식으로 접근하면 칼로리가 낮은 쌀이나 빵, 과자 등을 먹는 사람은 살이 찌는데 고기나 지방이 많은 식품을 먹은 사람이 살찌지 않는 이유를 설명할 수가 없습니다. 물 1mL의 수온을 1℃ 올리는 것이 1kcal라고 말하지만 요리의 온도가 몇 ℃인지는 아무도 신경 쓰지 않듯이 쓸데없는 이야기일 뿐입니다.

양: 『지방의 진실, 케톤의 발견』에 많은 분량을 할애해서 설명해 주신 인류학 부분이 매우 흥미로웠습니다. 네안데르탈인은 기근 시 근육 등의 단백질이 분해되기 때문에 멸종했고, 크로마뇽인은 기근 시에 근육을 보존해서 살아남아 현 인류의 조상이 되었다고 합니다. 이를 바탕으로 케톤식과 근육의 상관관계에 대해 듣고 싶습니

다.(케톤식을 했더니 근육이 감소했다며 우려를 표하는 분들도 더러 있습니다.)

무: 육식은 케톤식이지만 근육이 분해되지는 않습니다. 만약 그랬다면 호랑이나 사자는 살아 있을 수 없습니다. 단백질을 충분히 먹으면 근육이 분해되지 않습니다.

양: 쌀밥 한 공기에 들어 있는 당이 각설탕 17개 분량이라는 부분에 충격 받을 한국인이 많을 줄로 예상하는데요. 일본과 마찬가지로 한국 역시 '밥심'으로 사는 분들이 많습니다. 쌀밥에 유독 애정을 느끼는 분들을 위한 조언 부탁드립니다.

무: 일본은 밥을 손에 들고 고기를 먹지만, 한국의 식당에서는 고기나 채소를 중심으로 먹다가 후에 밥을 주문하기도 합니다. 이렇듯 고기로 배를 먼저 불리면 괜찮습니다. 쌀은 설탕처럼 달지 않은데도 설탕과 같은 정도의 혈당을 올립니다. 또 여러 그릇 계속해서 먹을 수 있어 과도하게 먹게 될 때도 있습니다.

양: 육류나 지방은 콜레스테롤을 상승시키므로 많이 먹지 않아야 한다고 알려져 왔습니다. 이 주장은 공식적으로 부정되었음에도 많은 사람들이 받아들이지 못하는 경우가 많다고 말씀해 주셨는데, 이는 한국 역시 마찬가지입니다. 이에 대해 한 말씀 부탁드립니다.

무: 콜레스테롤 수치는 식사로 올라가지 않는다는 사실이 알려져서 재작년부터 일본은 달걀 등의 섭취량 제한이 철폐되었습니다. 콜레

스테롤은 뇌, 신경, 세포막 등의 재료가 되는 소중한 물질입니다.

양: 평소에 술을 즐기던 분들의 경우 케톤식을 하면서 술을 어느 정도 먹을 수 있는지 궁금해 합니다. 저는 술을 안 먹는 게 좋다고 생각합니다만, 선생님은 어떻게 생각하시는지요? 술의 종류와 양을 어떻게 하면 좋은지요?

무: 술에도 당질이 없거나 적은 종류가 있습니다. 위스키, 브랜디, 소주, 적포도주 정도를 권장합니다. 일본에는 당질 제로 맥주와 일본 소주가 나와 있습니다. 이것들을 조합하면 술은 어느 정도 마실 수 있습니다. 물론 간 건강에 주의해야겠지요.

양: 최근 한국에서도 고지방저탄수화물 식단을 통해 다이어트를 하는 분들이 많이 늘고 있는 추세입니다. 굶는 다이어트보다는 비교적 수월하게 할 수 있어 효과를 본 사람도 많지만 탄수화물 위주의 한국 음식 특성 때문에 사회생활을 하면서 지속하기 어렵다는 분들도 있습니다. 이들에게 응원의 메시지를 전해 주실 수 있겠습니까?

무: 일본도 같습니다. 탄수화물은 값싸고 간편합니다. 그래서 그것만으로 식사하기 쉽습니다. 한국은 일본보다 밥을 먹을 때 고기, 생선, 채소를 많이 곁들여 먹습니다. 약에 돈을 쓰기보다 혈당을 올리지 않는 식사를 선택하는 편이 장기적으로 안전하고 건강을 유지하는 방법이 될 수 있습니다.

양: 고지방저탄수화물 간식으로 카카오닙스나 돼지껍질칩 등이 한국에서도 인기를 끌고 있습니다. 선생님만의 간식이 있다면 소개해 주실 수 있을까요?

무: 저도 돼지껍질을 좋아합니다. 견과류, 호두, 아몬드 등도 자주 먹습니다.

양: 저는 케톤식이 골다공증의 예방과 치료에 효과가 있을 거라고 생각합니다. 한국의 데이터를 보면 지방을 많이 먹는 분들의 골밀도 점수가 좋은 편입니다. 선생님의 견해와 치료 경험을 듣고 싶습니다.

무: 당질 제한으로 고단백질식을 하면 골다공증이 되기는커녕 오히려 뼈 건강에 도움이 됩니다. 반세기 전에 고단백질식을 먹으면 골다공증이 된다는 가설이 있었지만(Wachman and Bernstein, 내인성산 가설), 최근에는 고단백질식을 먹으면 골다공증이나 대퇴골 골절의 예방에 효과가 있다는 보고가 다수 발표되었습니다. 2002년 논문에서 동물성 단백질의 섭취량이 많을수록 성인 여성의 뼈 건강에 도움이 된다는 연구가 발표되었고, 남성의 골다공증 우려 역시 해소되었다고 밝히고 있습니다.

양: 그런데 케톤식을 하면 육류를 많이 먹게 되서 신장에 나쁘다는 우려를 하는 분들이 있습니다. 육류를 많이 먹으면 신장에 무리가 가나요?

무: 최근 25년간 당뇨병이 원인이 되어 투석에 이르게 된 환자가 일정한 속도로 증가했습니다. 이것은 당질을 60%를 섭취하라는 권고의 결과입니다. 안타깝게도 당질 제한과 신장 질환 사이의 연구결과는 아직 많지 않지만 좋은 결과가 나오고 있습니다. 당질을 많이 먹은 분이 신장 질환에 잘 걸리는 것은 명백한 사실입니다.

양: 고지방저탄수화물 식이요법을 하면 자연스레 단맛에 대한 욕구가 줄고 기존에 먹던 단맛이 그리 맛있지 않음을 깨닫게 됩니다. 그러나 한편으로는 단맛을 계속해서 아쉬워하는 분도 있습니다. 에베코지 선생님은 에리스리톨에 긍정적인 입장이고, 에릭 웨스트맨 선생님은 스테비아를 소량 사용할 수 있다고 말합니다. 한편 캐나다의 제이슨 풍은 스테비아조차도 인슐린 저항성의 원인이 될 수 있다고 주의를 요청합니다. 단맛과 감미료에 대한 선생님의 의견을 여쭙고 싶습니다.

무: 설탕에 비해서 혈당치를 올리지 않는 인공 감미료는 훌륭한 대체 식품입니다. 이상하게도 단맛을 좋아하던 분이 인공 감미료를 이용하다가 그마저도 끊게 되는 경향이 있습니다. 따라서 당질 과다의 식사에서 벗어나는 데 도움이 된다고 생각합니다.

양: 당질 제한 이후 다낭성난소증후군, 생리전증후군이 개선된 한국인 여성분들이 자신의 경험담을 온라인에 공유해 주시고 있습니다. 반면에 생리 주기가 불규칙해졌다고 걱정하는 분도 있습니다.

무: 다낭성난소증후군은 번스타인 박사가 그의 책 『당뇨병 해결(Dr. Bernstein's Diabetes Solution)』에서 설명했듯이 당질 과다와 관계가 깊습니다. 비만이든 저체중이든 간에 생리불순, 무배란 증상이 생깁니다. 당질 제한으로 생리전증후군이나 생리불순이 해결되는 분이 많지만 그밖에 다른 원인도 있기 때문에 개인차가 있습니다.

양: 자궁근종은 굉장히 흔한 질환입니다. 한국의 여성분들은 자궁근종이 있으면 육류 섭취를 줄여야 한다고 알고 있습니다. 케톤식을 지도하시면서 자궁근종이 줄어든 사례는 없는지요? 자궁근종을 줄일 수 있는 식사법이 있을까요?

무: 자궁근종의 치료에 대해서 명확한 증거는 없습니다. 근종이 있는 경우 당질 제한을 하면 빈혈이나 생리통 개선 효과가 있다고 생각합니다.

양: 육류를 많이 먹으면 유방암과 자궁암 위험이 높아진다는 견해에 대해서 한 말씀 부탁드립니다. 유방암이나 자궁암을 겪었던 여성분이 적색 육류와 가공육을 마음껏 먹어도 되는지요?

무: 암의 발생 원인과 발육 원인을 구별해야 합니다. 방사선, 바이러스, 물리적 자극, 흡연 등 여러 가지 원인으로 암이 발생하지만, 암의 발육에는 당질이 큰 영향을 줍니다. 현재 일본에서 당질 제한과 케톤식으로 암을 저지하고 나아가 암을 소멸시키는 데 효과가 있다는 데이터가 축적되고 있습니다. 앞으로의 연구가 기대됩니다.

양: 케톤식을 통해서 자연 임신이 되었다는 분이 많습니다. 불임이던 분들이 갑자기 자연 임신이 된 것은 우연일까요? 케톤식을 지도하신 이후 불임 시술의 임신 성공률에 변화가 있습니까?

무: 케톤식은 남성 불임에도 효과적이며 여성의 배란주기에도 좋은 영향을 줍니다. 임신하기 위해서 당질량을 컨트롤하는 것은 중요하며, 일본에도 불임 치료로 당질 제한을 지도하는 클리닉이 늘고 있습니다. 우리 병원에서도 당질 제한으로 100kg의 여성이 30kg를 빼면서 자연 임신된 분이 있습니다.

양: 콩에 든 식물성 에스트로겐 유사 성분이 임신을 저해할 수 있으므로 두부, 두유 등을 먹지 않아야 한다는 의견이 있습니다. 여기에 대해서 어떻게 생각하시는지, 불임을 극복하기 위한 식사법은 어떤 것이 있는지 말씀해 주시겠습니까?

무: 대량으로 먹지 않으면 큰 영향은 없다고 생각합니다. 불임을 해결하기 위해서 육류, 생선, 달걀, 치즈, 생크림 등의 고지방 고단백질 식사를 추천합니다.

양: 한국의 산모들은 과일을 충분히 먹어야 좋다고 생각하고 있습니다. 산모의 과일 섭취 적정량은 어느 정도이며, 어떤 과일을 먹어야 좋을까요?

무: 건강한 분은 특별히 제한하지 않아도 좋습니다만, 과일은 당분보다 비타민 C를 얻을 수 있다는 점이 중요합니다.

양: 임신 시의 체중 증가는 어느 정도가 적당하다고 생각할 수 있습니까?

무: 제 병원에서는 표준 체중의 경우 6~8kg 정도를 목표로 합니다.

양: 선생님께서는 이유식에 대한 글을 쓰신 적이 있습니다. 한국의 많은 부모들은 이유식을 만들 때 과일을 많이 이용합니다. 이런 이유식이 적절한 것인지, 어떤 이유식이 아기의 성장과 발달에 좋은지 여쭙고 싶습니다.

무: 모유가 완벽하다 해도 생후 5개월이 지나면 철 부족 상태가 된다고 세계보건기구(WHO)에서 지적한 바 있습니다. 철을 함유한 육류나 생선을 보완식으로 많이 사용했으면 합니다.(선생님은 이유식이라는 말 대신에 모유로는 부족한 영양을 보완한다는 의미에서 '보완식'이라는 말이 더 적절하다고 주장한다. ─ 옮긴이) 그리고 비타민 C 역시 중요하므로 감귤 등을 추가할 수 있습니다.

양: 1형 당뇨병임에도 불구하고 인슐린을 사용하지 않고 케톤식을 먹으면서 당뇨병을 치료하는 일본인이 몇 분 정도 계신 걸로 알고 있습니다. 1형 당뇨병과 케톤식에 대해서 말씀부탁드립니다.

무: 발병 초기부터 당질 제한으로 관리하면 췌장이 보존되어 인슐린 분비가 회복되고 인슐린이 불필요하게 되는 경우가 있습니다. 이때 케톤체가 상승하지만, 혈당이 잘 관리되면 케톤체가 5000μmol/L를 넘어도 안전합니다. 두려워할 필요가 없습니다.

양: 당뇨병 치료 약물 중 몇몇 종류와 인슐린 투여는 당뇨병의 원인을 치료하는 게 아니라 더 악화시킨다고 합니다. 당뇨병 환자가 사용해도 좋은 약물은 어떤 종류가 있습니까? 궁극적으로는 모든 약을 끊는 게 좋겠지만, 치료 도중에 사용할 수 있는 약물에 대해서 말씀부탁드립니다. 그 외에 당뇨병 환자들에게 전하고 싶은 말씀이 있는지요?

무: 인슐린이 나오지 않거나 그 효과가 없는 것이 당뇨병의 원인이 됩니다. 따라서 당질을 적게 먹고, 췌장을 자극하여 인슐린을 나오게 하는 약이 아닌, 인슐린이 불필요하게 만드는 종류의 약이 바람직합니다. 좋지 않은 약은 설포닐유레아 계열(성분명: 글리메피리드, 글리벤클라미드, 글리클라지드 등), DPP-4억제제(성분명: 시타글립틴, 빌다글립틴, 리나글립틴, 테네리글립틴 등), 인슐린 등입니다. 좋은 약은 메트폴민, SGLT2저해제(성분명: 다파글리플로진, 이프라글리플로진 등) 등입니다.

환자분들께 말씀드리고 싶은 것은, 1형이든 2형이든 간에 대부분의 당뇨병은 식사에서 당질량을 줄이면 약은 최소량으로 줄일 수 있고 치료 효과도 좋아진다는 것입니다. 무엇보다 식사에 주의를 기울이세요.

양: 미국의 론 로스데일, 캐나다의 제이슨 풍 등 단백질 과다 섭취가 암 예방이나 장수에 좋지 않다고 말하는 의사, 과학자들이 있습니다. 캐나다의 제이슨 풍은 살을 빼고 싶다면 단백질을 하루 50g 이

하로 제한해야 한다고 말합니다. 반면 미국 캘리포니아 대학의 스티븐 핀니는 운동을 많이 하는 사람은 단백질을 150~180g 정도 먹어도 괜찮다고 말합니다. 일본의 전문가들은 단백질 섭취를 적극 권장하고 있습니다. 선생님은 단백질 섭취량의 적정 수준은 어느 정도라고 생각하십니까?

무: 여러 의견이 있지만 체중이 70kg라면 하루 70g 이상의 단백질을 권장합니다. 많이 먹어서 그다지 나쁠 것은 없지만 적게 먹는 것은 피해야 합니다.

양: 지난 브라질 올림픽에서 일본 대표팀은 전체적으로 좋은 성적을 거두었습니다. 일본 축구 대표팀은 과거보다 후반 지구력이 향상된 모습을 보여 주고 있는 것 같습니다. 나가토모 선수를 비롯한 많은 일본 운동선수들이 케톤식을 하고 있다고 알려져 있습니다. 케톤식이 스포츠에 미치는 영향에 대해서 한 말씀 부탁드립니다. 또 케톤식을 하고 좋은 성적을 거두고 있는 일본 선수의 사례를 소개해 주시면 좋겠습니다.

무: 마라톤이나 철인삼종경기, 축구 등 지구력이 필요한 스포츠에서 케톤식이 주목되고 있습니다. 스모에서 오오에이도 선수가 탄수화물을 줄이고 우승한 적이 있습니다. 나가토모 선수는 축구 주전 선수들에게 영향을 미치고 있습니다. 앞으로 정상급 운동선수들이 점점 더 케톤식을 이용할 것으로 예상됩니다.

양: 책을 보면 선생님께서 의사들의 반발에도 불구하고 케톤체의 이점을 알리기 위해 무척 애쓰신 부분을 느낄 수 있습니다. 그 점에서 존경을 느낍니다. 이 책을 집필하실 당시와 현재 일본 의학계에 변화가 있다면 무엇이 있습니까?

무: 미국 당뇨병학회가 2013년 당질 제한을 선택지의 하나로 인정했고, 작년 일본 당뇨병학회 이사장 카도와키 타카시 선생님은 개인적으로 당질 제한을 시작했다고 말했으며, 동경대 병원 역시 당질 제한 메뉴를 시작했음을 밝혔습니다. 최근 카도와키 타카시 선생님과 당질 제한의 1인자 에베 코지 선생님이 대담을 진행하기도 했으니 일본 학회에 변화의 바람이 불 수도 있겠습니다.

부록

케톤체 외 최적과 병증 수치

		최적	병증	단위
케톤체	기존 학계 주장	76 미만	76 이상	μmol/L
	미국 스티브 피니 주장	500~3000	그 이상은 병증이 없으나 이득도 없다.	
혈당(공복 시)		100 미만	126 이상	mg/dL
당화혈색소		5.8 미만	6.5 이상	%
글리코알부민		15.8 미만	20 이상	%

케톤체 케톤체는 우리가 당분을 섭취하지 않을 때 인체 내에서 지방을 분해해 영양분으로 사용하는 대사로 대체되며 생성되는 물질이다. 지금까지 혈액 중에 케톤체가 높게 나타나는 '고케톤 상태'는 태어나는 아기와 임산부를 비롯한 모든 사람에게 굉장히 위험한 상태로 알려져 왔다. 태아와 관련해 고케톤 상태가 지속되면

지적 발달이 지연된다는 등의 주장들도 있었다. 그러나 뱃속의 태아는 산모의 당질 제한 유무와 상관없이 높은 혈중 케톤체 농도를 보인다. 이제 막 태어난 아기를 비롯해 생후 여러 주가 지난 아기까지 모두 매우 높은 수치를 보인다. 이것은 태아와 아기 모두 '포도당을 사용하는 대사'가 아닌 '지방(케톤체)을 사용하는 대사'를 이용하고 있음을 뜻한다.

케톤산증 체내에 케톤이 매우 심하게 증가된 동시에 신체의 산, 염기 균형이 깨져 산성화된 상태를 말한다. 극단적인 음주 후 혹은 췌장 세포가 손상되어 인슐린 분비 능력이 없는 1형 당뇨병에서 주로 발병한다.

당뇨병성 케톤산증 당뇨병성 케톤산증이란 본디 '인슐린이 부족한 고혈당 제어불능 상태'로 케톤체와는 아무런 관련이 없다. 따라서 '케톤'이라는 글자를 빼고 '당뇨병성 산증'으로 불러야 한다.

산증(산성혈증) 산증이란 혈액의 산성도가 매우 높은 상태로 오심, 구토, 피로감이나 무력감, 졸림 현상이 나타나며, 심한 경우 의식이 몽롱해진다. 그대로 방치하면 혈압이 떨어져 쇼크, 혼수, 사망에 이른다. 그러나 이런 증상은 케톤 수치가 수천이 되어도 전혀 일어나지 않는다.

케토시스 인체가 케톤을 이용하는 상태에 있음을 의미한다.

케토제닉 '케톤을 만들어 내는'이라는 뜻을 가진 형용사로, '케토제닉 라이프', '케토제닉 다이어트' 등으로 자주 명명된다.

혈중 케톤체 본문에 등장하는 혈중 케톤체는 케톤의 일종인 베타히드록시부티르산을 의미한다. 기존에는 76μmol/L 미만이 정상이라고 알려졌으나 인식이 점점 바뀌고 있어 500~3000μmol/L가 최적이라 주장하는 학자도 있다. 이 책의 저자-

무네타 테츠오는 μmol/L를 기준으로 말하는데, 만약 케톤 간이 측정기를 이용할 경우 기계는 mmol/L 단위를 쓰고 있으므로 저자가 언급하는 수치에서 1000으로 나누어야 비교 가능하다.

당화혈색소(HbA1c) 3개월 평균 혈당을 반영한다. 5.8 미만이 최적, 6.5 이상은 당뇨병으로 진단한다.

글리코알부민 혈액 내 존재하는 단백질인 알부민에 포도당이 결합된 상태로 과거 2~3주간의 평균적인 혈당 상태를 반영하는 지표가 된다. 15.8% 미만 때 신생아 합병증 빈도가 낮다.

감마 지티피(γ-GTP) 담도 질환, 지방간 등이 있을 경우 상승한다. 저자는 정상 범위를 79U/L 미만으로 보고 있으나 30 미만으로 보는 견해도 있는 등 다양한 의견이 존재한다.

1형 당뇨병 1형 당뇨병은 인슐린 분비가 전혀 되지 않는 비교적 드문 당뇨병이다. 감염증이나 자가 면역 이상 등이 원인으로 고려되며 임신, 출산이 계기가 되는 경우도 있다. 갑자기 발병하고, 증상의 진행도 빠른 경우가 많다. 인슐린 주사가 반드시 필요한 것으로 알려져 있다.

2형 당뇨병 2형 당뇨병은 인슐린 분비는 되지만 양이 적거나 나오는 타이밍이 원활하지 않아 인슐린 수용체의 작동이 잘 되지 않는 경우를 말한다. 식생활에 원인이 있다고 알려져 있고 발병과 증상의 진행이 완만하다. 2형은 당뇨병의 약 95%를 차지한다.

임신성 당뇨병 고혈당의 정도와 무관하게 임신 중 발견되거나 임신 중 생긴 내당능 이상(당뇨의 전 단계로 공복 시 혈당치가 110~120mg/dL인 상태)으로 정의한다.

당 신생성 간에서 아미노산 등을 이용해서 포도당을 만들어 내는 작용을 말한다.

중성지방 지방의 일반적인 저장 형태로 지방산 세 분자와 글리세롤 한 분자가 결합한 상태다. 지방이라는 말에서 알 수 있듯이 물과 섞이지 않는 기름이므로 혈관을 타고 여러 장기로 이동하기 위해서는 LDL 등 지단백의 운반 기능에 의존해야 한다. 혈액 검사에서 정상 범위는 150mg/dL 미만이고 최적은 100mg/dL 미만이다.

중쇄지방산 탄소원자 6~12개로 구성된 지방산을 말한다.

장쇄지방산 탄소원자 13~21개로 구성된 지방산을 말한다.

HDL 콜레스테롤 세포로부터 오래된 콜레스테롤을 간에 되돌려 주는 것이 HDL 콜레스테롤이 하는 가장 중요한 역할이라고 알려져 왔으나 최근에 부신과 성선(성호르몬을 생산하는 장기)에 콜레스테롤을 운반하는 역할이 더 중요하다고 밝혀졌다. 정상 수치는 40mg/dL 이상이다.

LDL 콜레스테롤 중성지방과 콜레스테롤을 운반하는 역할을 한다. 과거에는 수치가 낮을수록 좋다고 알려져 왔으나 그 이론에는 근거가 부족하다. 이 책의 저자 무네타 테츠오를 비롯한 일부 일본 의사들은 높으면 높을수록 좋다고 주장한다.

옮긴이 | 양준상

가정의학과 전문의. 연세대학교 의과대학을 졸업했다. 역서로 『지방의 역설』(공동 번역)이 있다. 저염식, 저지방식의 오류를 바로잡기 위해 노력하고 있고, 건강한 식이요법을 연구하고 실천하며 관련 논문을 저술 중이다. 당질 제한과 관련한 세계 각국의 다양한 정보를 공유하는 LCHF Docters(www.lchfdoctors.kr/) 사이트를 운영하고 있고 페이스북 그룹 '저탄고지 라이프스타일, 건강한 식사로 가꾸는 건강한 인생'을 개설했다. 인스타그램 계정은 'drislandguy'이다.

지방의 진실 케톤의 발견

1판 1쇄 펴냄 2017년 4월 21일
1판 10쇄 펴냄 2024년 9월 27일

지은이 | 무네타 테츠오
옮긴이 | 양준상
발행인 | 박근섭
펴낸곳 | 판미동

출판등록 | 2009. 10. 8 (제2009-000273호)
주소 | 06027 서울 강남구 도산대로 1길 62 강남출판문화센터 5층
전화 | 영업부 515-2000 편집부 3446-8774 팩시밀리 515-2007
홈페이지 | panmidong.minumsa.com

도서 파본 등의 이유로 반송이 필요할 경우에는 구매처에서 교환하시고
출판사 교환이 필요할 경우에는 아래 주소로 반송 사유를 적어 도서와 함께 보내주세요.
06027 서울 강남구 도산대로 1길 62 강남출판문화센터 6층 민음인 마케팅부

한국어판 ⓒ (주)민음인, 2016. Printed in Seoul, Korea
ISBN 979-11-5888-253-2 13510

판미동은 민음사 출판 그룹의 브랜드입니다.